中国医学临床百家

金 力 /著

生殖道HPV感染与宫颈病变
金力 2017 观点

科学技术文献出版社
SCIENTIFIC AND TECHNICAL DOCUMENTATION PRESS.

·北京·

图书在版编目（CIP）数据

生殖道HPV感染与宫颈病变金力2017观点 / 金力著. —北京：科学技术文献出版社，2017.8（2024.9重印）

ISBN 978-7-5189-3112-5

Ⅰ.①生… Ⅱ.①金… Ⅲ.①女生殖器—感染—关系—子宫颈疾病—癌—诊疗 Ⅳ.① R711.3 ② R711.74

中国版本图书馆 CIP 数据核字（2017）第 179384 号

生殖道HPV感染与宫颈病变金力2017观点

策划编辑: 袁婴婴　责任编辑: 巨娟梅　袁婴婴　责任校对: 文　浩　责任出版: 张志平

出　版　者　科学技术文献出版社

地　　　址　北京市复兴路15号　　邮编　100038

编　务　部　（010）58882938，58882087（传真）

发　行　部　（010）58882868，58882870（传真）

邮　购　部　（010）58882873

官 方 网 址　www.stdp.com.cn

发　行　者　科学技术文献出版社发行　全国各地新华书店经销

印　刷　者　北京虎彩文化传播有限公司

版　　　次　2017 年 8 月第 1 版　2024 年 9 月第15次印刷

开　　　本　710×1000　1/16

字　　　数　81千

印　　　张　9.75　彩插2面

书　　　号　ISBN 978-7-5189-3112-5

定　　　价　98.00元

中国医学临床百家总序
Foreword

韩启德

　　欧洲文艺复兴后，以维萨利发表《人体构造》为标志，现代医学不断发展，特别是从 19 世纪末开始，随着科学技术成果大量应用于医学，现代医学发展日新月异，发生了根本性的变化。

　　在过去的一个世纪里，我国现代化进程加快，现代医学也急起直追。但由于启程晚，经济社会发展落后，在相当长的时期里，我国的现代医学远远落后于发达国家。记得 20 世纪 50 年代，我虽然生活在上海这个最发达的城市里，但是母亲做子宫切除术还要到全市最高级的医院才能完成；我患猩红热继发严重风湿性心包炎，只在最严重昏迷时用过一点青霉素。20 世纪 60—70 年代，我从上海第一医学院毕业后到陕西农村基层工作，在很多时候还只能靠"一根针，一把草"治病。但是改革开放仅仅 30 多年，我国现代医学的发展水平已经接近发达国家。可以说，世界上所有先进的诊疗方法，中国的医生都能做，有的还做得更好。更为可喜的是，近年来我国医学界开始取得越来越多的原创性成果，在某些点上已经处于世界领先地位。中国医生已经不再盲从发达国家的疾病诊疗指南，而能根据我们自己的经验和发现，根据我国自己的实际情况制定临床标准和规范。我们越来越有自己的东西了。

要把我们"自己的东西"扩展开来，要获得越来越多"自己的东西"，就必须加强学术交流。我们一直非常重视与国外的学术交流，第一时间掌握国外学术动向，越来越多地参与国际学术会议，有了"自己的东西"也总是要在国外著名刊物去发表。但与此同时，我们更需要重视国内的学术交流，第一时间把自己的创新成果和可贵的经验传播给国内同行，不仅为加强学术互动，促进学术发展，更为学术成果的推广和应用，推动我国医学事业发展。

　　我国医学发展很不平衡，经济发达地区与落后地区之间差别巨大，先进医疗技术往往只有在大城市、大医院才能开展。在这种情况下，更需要采取有效方式，把现代医学的最新进展以及我国自己的研究成果和先进经验广泛传播开去。

　　基于以上考虑，科学技术文献出版社精心策划出版《中国医学临床百家》丛书。每本书涵盖一种或一类疾病，由该疾病领域领军专家撰写，重点介绍学术发展历史和最新研究进展，并提供具体临床实践指导。临床疾病上千种，丛书拟以每年百种以上规模持续出版，高时效性地整体展示我国临床研究和实践的最高水平，不能不说是一个重大和艰难的任务。

　　我浏览了丛书中已经完稿的几本书，感觉都写得很好，既全面阐述有关疾病的基本知识及其来龙去脉，又介绍疾病的最新进展，包括笔者本人及其团队的创新性观点和临床经验，学风严谨，内容深入浅出。相信每一本都保持这样质量的书定会受到医学界的欢迎，成为我国又一项成功的优秀出版工程。

　　《中国医学临床百家》丛书出版工程的启动，是我国现代医学百年进步的标志，也必将对我国临床医学发展起到积极的推动作用。衷心希望《中国医学临床百家》丛书的出版取得圆满成功！

　　是为序。

序

我们欣喜地看到金力教授编著的关于HPV感染的科普书的出版。

我大致地点数一下，近年北京协和医院妇产科已经出版20几部科普书，都是由教授、副教授主编的，包括妇产科学以外的学生，都是人们关注的问题。子以论，以民生问题研究科学问起，又将研究的科学问题去解决民生问题。这一种心何其重要！

HPV（人乳头瘤病毒）感染日趋引起人们的重视。它是唯一跟所有的子宫颈癌致癌病毒。但HPV感染又是比较常见的，只为持续的感染才可能发生各种级别的子宫颈病变（CIN），进而发展成子宫颈癌。预防HPV感染、治疗CIN，就是子宫颈癌的一级和二级预防。所以，子宫颈癌是可以预防、可以治愈，甚至是可以防关的。因而，我们要重视 HPV 感染的预防和处理，又不必过分紧张与恐慌。

所幸，这些问题都可以在金力教授的这本书里找到有效的正确答案。

诚如前述，医生，特别是资深医生要该把科学创作、科普宣传看做份事而非份外事。可以坚决做，却不是份外事。

我还以为，一个医生要是个阅读者，而仅仅是医学其他我们已的专业，而要是多方面的，比文学、哲学与艺术等，还应该是个写作者，而仅是医学论著，还应该包括科普写作。如是，从医从责任、情趣及意义就会提到一个新的高度。这便是我为金力教授写序的意利的。

郎景和
二〇一七年秋

作者简介
Author introduction

　　金力，教授，博士生导师，现就职于北京协和医院妇产科。目前担任中华医学会妇产科学分会计划生育学组组长，全国卫生企业管理协会计划生育与优生专业委员会副主任委员，国家卫生计生委能力建设和继续教育妇产科学专家委员会委员。

　　从事妇产科临床工作 30 余年，主要研究方向为生殖健康，特别是在不孕与优生优育、孕前咨询、生殖道 HPV 感染与宫颈病变等方面均有着深入的研究，擅长妇科各种常见病、疑难病症的诊治及宫、腹腔镜等微创手术。2002 年作为访问学者在澳大利亚墨尔本皇家妇产医院对宫颈病变、HPV 感染以及 HPV 疫苗等进行了深入学习与研究。临床中重视并认真诊治每一位患者，擅长与患者沟通，通过详尽的了解病史，把握患者的不同特点，为她们设计详尽的个体诊疗计划和方案，让每一位患者尽可能地得到良好的医疗服务。

　　临床中坚持不断学习和总结经验，发表论著 50 余篇，并负责完成国家自然科学基金等多项研究项目，担任国家自然科学基金等重大项目的评委。担任《中华临床医师杂志（电子版）》专家委员会委员，担任核心期刊《中华妇产科杂志》《中国计划生育杂志》《中国计划生育和妇产科杂志》《国际生殖健康／计划生育杂志》编委。

前 言
Preface

在日常的医疗工作中，我们经常会遇到患者因体检、查体等发现了宫颈糜烂、HPV 感染或宫颈癌前病变而被吓得魂飞胆破，她们来看门诊时，感觉自己得了宫颈癌，就像世界末日已经到来！患者经常被不正规的医疗机构引荐采用各种不正规的治疗，劳民伤财。其中有一个病例让我难以忘怀：一位刚结婚的西北农村女孩在全家人的陪同下来到我的门诊，当时我看到全家人都万分忧虑和恐惧，我以为这孩子得了什么不治之症，一问病史方知，女孩半年前因备孕在当地医院行孕前检查时，发现了 HPV 阳性、宫颈糜烂，于是便开始了漫长的治疗过程。女孩的妈妈介绍说，家里花了好多钱给孩子治病，耗资巨大，家里的牛、羊都卖了，最后就准备卖房子了，可是还是没有治好，全家几乎绝望了。

类似这样的病例时有发生，使我觉得非常有必要写这本书，而且要尽快写。希望我能通过大量的循证医学证据和临床资料，尽可能地解答临床医生在工作中遇到的与 HPV 感染有关的各种临床问题，也希望通过本书能让更多的临床医生更加深入、充分地了解 HPV，了解宫颈癌前病变，特别是它的标准诊治流程和诊治指南。

　　希望我们的临床医生在阅读本书后能有所收获，为患者提供一流的咨询和诊治服务，消除患者对 HPV 感染的恐慌心理，与患者共同面对和战胜 HPV 感染。医学学术发展日新月异，我们还要不断地与时俱进，时刻关注有关 HPV 感染的最新进展，更好地与国际接轨。

目 录
Contents

HPV 感染、宫颈病变与妊娠管理 / 069

HPV 感染的流行病学

　　宫颈癌筛查始于 20 世纪 50 年代末期，从最早期的巴氏涂片筛查技术到今天的超薄液基细胞学检查（thinprep cytologic test, TCT）、人类乳头状瘤病毒（HPV）分型、定量以及 HPV 疫苗的出现，可以说宫颈癌从筛查到预防呈现了突飞猛进的进步和质的飞跃，已使得全球宫颈癌的死亡率显著下降。但尽管如此，据全世界统计数字报道，宫颈癌仍占全球妇女癌症的第四位。据 2012 年的最新报道，每年仍约有 52.8 万的新发病例，其中 80% 的病例发生在发展中国家。我国宫颈癌的发病率在世界排名第二，每年约有 15 万新发宫颈癌病例，约占全球患者总数的 1/3，每年近 8 万妇女死于宫颈癌。由此可见，我们所做的努力还远远不够。欧美成功的经验告诉我们，规范、普及的宫颈癌筛查能及时发现宫颈 HPV 感染、宫颈癌前病变，可以大大降低宫颈癌的发生率，同时由于预防宫颈癌的 HPV 疫苗的出现，对年龄小于 26 岁、青春期以后的男女，如能进行广泛接种疫苗，将会更进一步降低 HPV 的感染率、宫颈癌前病变和宫颈癌的发生率，使得宫颈癌有可能成为世界上第一个可以预防或根除的恶性肿瘤。

1. HPV 感染不一定会导致宫颈癌的发生

"HPV"是一种病毒的英文名缩写，全称为人类乳头状瘤病毒（human papilloma virus，HPV），该病毒为嗜上皮性病毒，顾名思义，它对皮肤复层鳞状上皮具有特异的亲和性，就像一些流感病毒会对呼吸道黏膜具有亲和性，引起病毒性感冒一样。HPV感染皮肤会出现疣状物，也就是我们俗称的"瘊子"；外阴生殖器感染后出现的疣状物，我们常称为"尖锐湿疣"；阴道或宫颈感染 HPV 会出现阴道或宫颈癌前病变，或称为阴道上皮内瘤变、宫颈上皮内瘤变，甚至发生宫颈癌。

那为什么有的 HPV 感染会发展为宫颈癌，而有的仅是尖锐湿疣或"瘊子"呢？根据流行病学研究显示，有些 HPV 属于"低危型 HPV（low risk HPV，LR-HPV）"，如 HPV6、HPV11，这类病毒感染很少诱发恶变，所以也称为"非致癌性 HPV"；而"高危型 HPV（high risk HPV，HR-HPV）"，如 HPV16、HPV18，这类病毒如果感染没有及时清除，则会诱发恶变，又称为"致癌性 HPV"。生殖道感染 HPV，特别是 HR-HPV，是宫颈病变和宫颈癌发生的主要危险因素。有 HPV 感染不一定就发生宫颈癌，不需要过度恐慌。HPV 感染到宫颈癌的发生是量变到质变的过程，需要时间，需要受到病毒本身、宿主以及环境三方面的共同作用，其中最为重要的是感染 HPV 的分型，只有 HR-HPV 感染才有可能发生宫颈癌。

2. HPV 感染目前不能通过血液检测

HPV 基因组呈超螺旋结构，双链环状 DNA，有包膜，二十面体衣壳结构，是乳多空病毒科。到目前为止，已确认的 HPV 基因型别有 150 余种，根据其引起感染的上皮部位分为皮肤型 HPV 和生殖道上皮 HPV，大约 40 种型别涉及生殖道感染，其中约 20 种与肿瘤有关。根据不同型别的 HPV 与发生癌症危险性的高低分为 LR-HPV 型，常见的有 5 种：HPV6、HPV11、HPV42、HPV43、HPV44，常引起外生殖器尖锐湿疣等良性病变及低度宫颈鳞状上皮内瘤变（low grade squamous intraepithelial neoplasma lesion，LSI）；HR-HPV 型常见的有 13 种：HPV16、HPV18、HPV31、HPV33、HPV35、HPV39、HPV45、HPV51、HPV52、HPV56、HPV58、HPV59、HPV68，常与宫颈高度鳞状上皮内瘤变（high grade squamous intraepithelial neoplasma lesion，HSIL）以及宫颈癌的发生相关，尤以 HPV16 和 HPV18 型多见。

目前有关 HPV 的检测方法，美国食品药品监督管理局（FDA）已经批准了若干种检测宫颈 HPV 的方法，这些方法评估宫颈脱落细胞是否含有 15～18 种可能致癌的 HR-HPV，大多数检测方法可检测 13～14 种最常见的高危型亚型。使用这些检测试剂盒时必须按照 FDA 批准的说明书进行操作且满足临床操作的特殊标准，同时，液基细胞学和 HPV 检测必须使用 FDA 或国家食品药品监督管理总局（CFDA）批准的专用标本收集液，因为未经批准的收集液在特殊情况下可能带来错误的结果。临床中也不乏看到一些医院采用不规范的 HPV 检验试剂盒，导致 HPV 检测假阳性，给患者带来不必要的恐慌。

我们知道 HPV 检查需要经阴道操作，有些医生感觉该操作烦琐，非常不方便，是否可以通过静脉抽血进行检测？由于 HPV 不能连续培养，无法通过纯化获得足够的数量而进行生化和抗原鉴定，因此，目前 HPV 只有基因分型，没有血清分型，也就是说，目前只能通过阴道宫颈细胞学检查以及 HPV-DNA 的检测来发现 HPV 感染、宫颈鳞状上皮内瘤变，而无法通过血液检查来发现是否有 HPV 感染以及是哪种类型的 HPV 感染。血清学检测 HPV 抗体 IgG 可能是目前检测是否有累计 HPV 感染的最好方法，但目前尚没有肯定的检测方法用于临床。该检测发现，血清抗体阳性可能提示没有任何症状的人曾经有过感染 HPV 的病史。已有研究发现，在女性感染了 HPV6、HPV11、HPV16、HPV18，其体内产生血清的抗体会高于男性，可能是由于女性与男性的特殊解剖部位、血清对生殖道感染的反应能力、宿主基因和免疫因素等有关。对于男性，曾有过肛门 - 生殖道尖锐湿疣史的患者，其血清抗体阳性率高于患有尖锐湿疣的患者，这可能与机体产生免疫抗体反应需要一定的时间有关，但有些男性即使有

HPV 感染，其体内也始终没有抗体产生。曾有研究显示，根据女性血清中 HPV 抗体的检测可能会低估 HPV 感染的发生率，同时也发现血清中产生的抗体对于不同分型的 HPV 没有特异性，如发现 HPV6 和 HPV11 有交叉反应；HPV16、HPV31、HPV33、HPV58 之间以及 HPV18、HPV39、HPV45、HPV59 之间均具有交叉反应。因此，对于血清学检测 HPV 抗体的方法及临床意义有待于进一步深入研究。

2016 年美国妇产科医师学会（ACOG）最新宫颈癌筛查和预防指南中指出，HPV 检测的指征如下：①细胞学结果为非典型鳞状细胞（ASCUS）的病例，决定是否需要阴道镜检查；② 30 岁以上的女性应用宫颈癌细胞学筛查的附加检测 HR-HPV；③ 2014 年 FDA 批准了一种 HPV 检测用于 25 岁及以上女性的初始宫颈癌筛查。该指南明确指出，HPV 的检测只用来测试是否存在高危型 HPV，对低危型 HPV 检测没有意义，因此不建议进行针对低危型 HPV 的检测。而对于 HPV 分型的检测，该指南也明确规定，仅建议当宫颈细胞学检查为阴性，但高危型 HPV 检测为阳性的 30 ～ 65 岁女性才可进行 HPV 分型的检测。

3. 性行为是 HPV 感染的主要传播途径

人体皮肤屏障的完整性对于防护细菌、病毒感染具有非常重要的作用，当这种屏障遭到破坏后就会给细菌、病毒制造侵入的机会。HPV 感染可能是多途径的，但目前已明确的是，HPV 感染的主要途径是通过性行为传播,如性交、口交以及母 – 婴之间的垂直传播等。由于 HPV 的嗜上皮性,其对复层鳞状上皮具有特异的亲和力,加之生殖道皮肤黏膜及组织结构的特点,特别是宫颈的鳞 – 柱上皮交界的移行带,为 HPV 感染后生根发芽提供了良好的生长环境。HPV 感染通常是没有症状的,在生育年龄、性生活活跃的年轻女性,其 HPV 感染率最高,宫颈感染至少一种 HPV 的累积终生感染率高达 40%。全球范围内,每年有 10% ～ 15% 新感染病例。HPV 感染期比较短,80% 左右的妇女在感染后的 8 ～ 10 个月就会自然消退,只有 10% ～ 15% 的妇女表现为持续感染,而只有持续 HR-HPV 感染才会导致患宫颈癌风险增高。

4. 持续 HPV 感染使宫颈癌发生率更高

HPV 持续感染的定义是指间隔一年以上的时间,连续两次检测出同一个类型 HPV。这里 HPV 感染主要指的是高危型 HPV 感染。持续 HPV 感染意味着 HPV-DNA 整合到人体宿主自身宫颈细胞核中的 DNA 中,导致基因突变及宫颈鳞状上皮细胞的异常增生,出现不典型增生而导致宫颈癌变。

2016 美国 ACOG 关于宫颈癌筛查与预防指南指出,何种因素决定了哪种 HPV 会发生持续性感染尚不完全清楚,但 HPV 的基因型似乎是决定持续感染和病情进展的最重要因素。HPV 基因类型有很多种,其中 HPV16 具有最强的致癌能力,全世界

55% ～ 60% 的宫颈癌与它有关；HPV18 是第二常见的致癌类型，且 10% ～ 15% 的宫颈癌与它相关；另外，约还有 12 种类型的 HPV 和剩余的宫颈癌病例有关。已知的能够增加 HPV 持续感染的因素包括：吸烟、免疫系统功能抑制及人类免疫缺陷病毒（human immunodeficiency virus，HIV）感染。HPV 感染在青少年和 20 ～ 30 岁的女性中最常见。大多数青年女性，尤其 21 岁以下的女性自身能够产生有效的免疫反应，从而在平均 8 个月的时间里能够清除病毒或者在 8 ～ 24 个月内将病毒载量降低到无法测出的水平，随着 HPV 感染的清除，该人群的绝大多数宫颈上皮瘤变也将自发消失。30 ～ 65 岁人群 HPV 感染后的自然病史和年龄似乎不相关，无论 30 岁还是以上年龄的女性，新感染的 HPV 依旧较少变成持续性感染。但是 30 岁以上才发现的 HPV 感染则更可能反映的是持续感染，这一点和年龄越大发生 HSIL 的概率越高也是相符的。

5. 多因素可导致持续 HPV 感染

持续生殖道 HR-HPV 感染是宫颈癌发生的必要条件，没有 HPV 感染就没有宫颈癌的发生。但是为什么有的人感染 HPV 会自愈，有的会发生癌前病变甚至宫颈癌？ 2002—2005 年一项有 40 399 名妇女参加宫颈癌筛查的大样本人群队列研究显示，7778 名妇女为高危 HPV 阳性，在入组后的 1 ～ 4.5 年，定期检测 HPV-DNA 以便发现不同亚型的持续 HPV 感染，结果发现总的持续 HR-HPV 感染率为 31.4%。在曾经有生殖道尖锐湿疣的妇女（OR =1.35，95%CI：1.04 ～ 1.74）、正在使用口服避孕药的妇女（OR=1.35，95%CI：1.13 ～ 1.63）、全身使用糖皮质激素的妇女（OR=2.04，95%CI：1.16 ～ 3.56）发生持续 HR-HPV 感染的概率显著升高。妊娠、分娩以及使用含有激素类的宫内节育器、激素治疗、非甾体类抗炎药物的使用均不是发生持续 HR-HPV 感染的危险因素。因此，曾经有生殖道尖锐湿疣史、目前在使用口服避孕药或全身使用糖皮质激素是发生 HR-HPV 感染的危险因素。发生持续 HR-HPV 感染与免疫力下降也有关，机体的免疫力下降在持续 HR-HPV 感染作用下，在宫颈癌的发生中起着至关重要的作用。

6. 不同年龄组的人群对 HPV 感染清除能力有所不同

HPV 感染非常常见，全世界妇女中，每年有 10% ～ 15% 的新感染病例，年轻的、性生活活跃的妇女 HPV 感染率最高，其感染高峰年龄在 18 ～ 28 岁。大部分妇女 HPV 感染期比较短，一般在 8 ～ 10 个月便可以自行消失，但也有 10% ～ 15% 的 35 岁以上的妇女表现为持续 HPV 感染，这些持续 HPV 感染的妇女患宫颈癌的风险更高。

2017 年 1 月发表的一项最新研究显示，对 650 例患有 HR-HPV 阳性患者，经阴道镜检查和（或）组织病理学证实为正常或宫颈癌前病变（CIN1）的患者进行纵向队列研究，观察其发生 HSIL 的累计风险。650 例患者平均随访了 2.1 年（0.1 ~ 5.1 年）观察发现，持续 HR-HPV 感染的妇女发生 CIN2 或更高级别病变的累计发生率为 6.4% [3.0/100 PYO（person years of observation，观察的人年数）]，显著高于自主清除病毒的妇女（调节 *HR*=6.28，95%*CI*：2.87 ~ 13.73）。年龄在 50 ~ 60 岁的妇女发生持续 HPV 感染的风险是年龄 40 ~ 49 岁妇女的 2 倍，是 30 ~ 39 岁妇女的 3 倍。因此，随着年龄的增长，妇女靠自身自主清除病毒的能力减弱，发生持续 HPV 感染的机会就越高。同时也发现病毒感染的负荷量 [用相对光单位（RLU）表示] 越高发生持续 HPV 感染的可能性越大，病毒负荷量为 RLU ≥ 100，调节 *HR*=3.29，95%*CI*：2.21 ~ 4.90；病毒负荷量 RLU 在 10 ~ 100，调节 *HR*=2.69，95%*CI*：1.71 ~ 4.22。妇女在随诊过程中病毒负荷增加发生 CIN2 以上病变的风险是病毒负荷下降的 4 倍（20.9% *vs.* 4.8%；*P* < 0.001）。因此，如果高龄妇女发生 HR-HPV 持续感染，病毒负荷呈升高趋势应建议积极行阴道镜活检。

【病例分享】

病例 1：王某，女，30 岁，G2P2，发现 HPV 阳性 1 年余，要求进一步治疗，于 2016 年 11 月 14 日就诊于我院。既往月经规律，顺产 2 个小孩。患者 2015 年 3 月于外院行新柏氏液基细胞学检测（TCT）：低度鳞状上皮内病变（LSIL）、HPV52（+）。2016 年 1 月外院阴道镜活检病理为 CIN1。2016 年 3 月和 5 月

外院行杂交捕获 -2（Hybrid Capture-2，HC2）检查分别为 RLU/CO 197.8、RLU/CO 470.04，TCT 为 LSIL。诊断为：持续 HPV 感染、CIN1。建议激光治疗，但因患者出国，未能进行治疗。2016 年 11 月 2 日复查 TCT 为 HSIL、HPV52（+），遂行阴道镜活检，病理为（3 点、6 点）CIN1、局灶 CIN2，可见凹空细胞。于 2016 年 12 月 28 日行 LEEP 手术，术后病理：CIN2，切缘阴性。

病例 2：刁某，女，41 岁，G3P1，发现 HPV 感染 8 年，于 2016 年 3 月行宫颈激光治疗。7 个月后外院复查 HPV-DNA（HC2），RLU/CO 1382，TCT（-），于 2016 年 8 月 4 日行阴道镜活检，病理 6 点为 CIN1，诊断为持续 HPV 感染、CIN1。遂于 2016 年 12 月 16 日行锥切环切术（LEEP），病理表现为：宫颈（2 点）CIN2、（6 点）CIN1，可见凹空细胞；余各点慢性宫颈炎及宫颈内膜炎；各切缘未见特殊。

【病例点评】

以上两例患者均为持续 HR-HPV 感染，说明靠自己的免疫力已经不能清除病毒，阴道镜活检病理也提示疾病在进一步发展，因此需要进一步积极的干预，如果盲目地等待随诊，会导致病变向更高级别的病理升级。

7. HPV 感染转阴后，经过一段时间再次发现 HPV 阳性，是再次感染还是曾经感染的 HPV 复活需要多方确定

临床中经常会有患者曾经有过 HPV 感染（经过多次复查已经转阴的），经过一段时间后再次发现 HPV 阳性，那么是再次感染，还是曾经感染的 HPV 复活？这是一个让临床医生非常困惑的问题。HPV 再感染的定义为再次检测到同一种特异亚型 HPV。但是，大量的研究显示，HPV 感染后有时呈静止沉默状态而表现为转阴，当机体某些状态发生改变后，出现 HPV 被激活，则再次发现 HPV 阳性，事实上是持续病毒感染的再激活，而非再感染。从临床角度出发，区分是再感染还是被激活其意义似乎并不重要，最重要的是如何预防或防止 HPV 的反复感染。有研究显示：支原体感染（HR=1.99，95%CI：1.15 ～ 3.49）、性生活不使用避孕套（HR=1.1，95%CI：1.04 ～ 1.99）、长期口服避孕药（HR=2.73，95%CI：1.52 ～ 4.90）以及多个性伴侣（HR=1.44，95%CI：1.04 ～ 1.99）都增加了再次检测到 HPV 的风险。检测到不同类型的 LR-HPV 和 HR-HPV 是临床常见的偶然事件，但了解这些危险因素，对临床防治 HPV 感染，理解 HPV 感染的自然史具有重要的临床意义。

8. 女性患有 HPV 感染或宫颈病变，男性有必要做相关检查

当妇女被确诊为高危 HPV 感染、宫颈病变后，经常会被问到男方是否也应该检查一下有无 HPV 感染。在临床上对于异性伴侣的关注和检查较少，那么他们是否感染了相同病毒类型，是否需要同时治疗以避免或减少今后相互交叉感染？这是一个非常好且需要进一步探讨的问题。

一项横断面的研究对 125 例其性伴侣诊断为高度病变的男性生殖器（冠状沟、阴茎龟头、阴囊）采样进行了 HPV 基因分型检测，结果发现在男性 HR-HPV 感染率为 50.4%（63/125），其 HPV16、HPV31、HPV51、HPV52、HPV53、HPV66 是最常见的病毒类型，分别占 24%、10.4%、9.6%、8.8%、8% 及 7.2%。在男性中吸烟者与不吸烟者相比增加了 HR-HPV 感染机会 [60%（42/70）和 38.2%（21/55），OR=2.4，P=0.025]。在 60 例被感染的男性伴侣中，62% 拥有至少 1 种同类型的 HR-HPV，41.7% 性伴侣具有一致的 HPV16 阳性，18.3% 的 HPV16 阴性。妇女与其性伴侣具有相同 HPV 分型的比例为 58.7%（37/63），显著高于男性，他的性伴侣具有不同 HPV 分型的比例为 30.8%（37/120），$P < 0.0001$。提示患有高度病变的妇女，其性伴侣是病毒感染的一个重要储存库和载体，这样会导致高度病变治疗后的妇女反复从性伴侣获得病毒感染，导致 HPV 清除困难。

美国亚利桑那大学癌症中心对异性伴侣间 HPV 传播方式进行研究，29 对男女参加了这一横断面的临床研究，男性平均年龄 30.5 岁（19.1 ～ 42.6 岁），女性为 28.2 岁（19.4 ～ 44.5 岁）。样本取自男性阴茎、龟头以及阴囊，女性取自宫颈内外口、外阴的大小阴唇以及会阴。采用聚合酶链式反应（polymerase chain reaction，PCR）方法检测 HPV，反向线点杂交技术进行分型。结果不同类型的 HPV 在男性的感染率为 75.9%，女性为 86.2%。11 例男性和 10 例女性为混合 HPV 感染。66% 的性伴侣具有至少一种相同的 HPV 分型感染；41% 的性伴侣具有完全相同的 HPV 类型感染；11 对（37.9%）具有不同的 HPV 分型感染。该研究提示了 HPV 感染在异性伴侣中传播的一致性和复杂性，对我们进一步理解 HPV 在异性伴侣中传播的状况提供了非常好的证据。

由此可见，对已感染 HPV 的妇女，其性伴侣进行 HPV 的检测及必要的治疗随诊可能是降低妇女反复、持续 HPV 感染的重要手段。避孕套的使用是目前用于预防 HPV 感染的重要屏障防护工具，同 HPV 疫苗一样，在预防 HPV 感染、宫颈病变以及宫颈癌中有着不可低估的作用。

9. 避孕套的使用对预防 HPV 感染非常重要

有过 HPV 感染或宫颈病变治疗史的患者为了降低再感染或相互感染的风险，临床上建议长期使用避孕套。对这个问题，一些患者或临床医生对于避孕套的使用在预防 HPV 感染、传播中的作用或价值表示怀疑，对有过 HPV 感染的妇女经过治疗后是否建议长期使用避孕套能降低 HPV 再感染的风险也存在疑惑或争议。但从以下的临床研究中提示我们，避孕套在防护 HPV 感染方面具有非常重要的作用。

Nielson 等对美国两个城市的 463 名年龄在 18 ～ 40 岁的男性进行研究，发现在肛门 - 生殖道检测到 37 种 HPV。并对这些男子近 3 个月内的性伴侣的数目、经阴道性交时使用避孕套情况进行问卷调查。结果 393 名男性具有 1 个以上的性伴侣，"经常"使用避孕套的男性 HPV 感染率为 37.9%，而"从不"使用避孕套的男性 HPV 感染率为 53.9%（P=0.008）。"经常"使用者与"从不"或"几乎不"使用者相比，HPV 感染的风险系数显著降低（OR=0.50，95%CI：0.30 ～ 0.83），这种相关性在性伴侣超过 1 个者与单一性伴侣相比更为显著。研究结果也强烈地支持长期坚持使用避孕套可降低男性 HPV 的感染率，对避免性伴侣间 HPV 相互传染具有非常好的屏障保护作用。

10. 宫颈糜烂是生理现象，无需特殊治疗

"宫颈糜烂"究竟是怎么回事，需要治疗吗？为什么宫颈容易被 HPV 感染而发生宫颈癌？按道理外阴、阴道被 HPV 感染的机会更高，可恰恰相反，外阴、阴道癌的发生率却远远低于宫颈癌。这与女性生殖道的解剖结构密切相关，外阴、阴道皮肤均

为复层鳞状上皮或被黏膜覆盖，皮肤本身具有很好的屏障保护作用，能够抵抗各种细菌及病毒的侵袭而不会被感染。只有当皮肤的屏障保护被破坏，如皮肤有破裂伤口，则容易被病毒侵入而发生感染。宫颈外口表面覆盖着多层鳞状上皮，宫颈管内为单层的柱状上皮，鳞状上皮与柱状上皮连接的地方被称为柱 – 鳞交界（squamous-columnar junction，SCJ）。SCJ 处的皮肤黏膜受体内雌孕激素的影响在不断地发生变化，当雌激素水平升高时，柱状上皮占据宫颈表面较大，而鳞状上皮所占面积较少。宫颈鳞状上皮和柱状上皮交界处界限截然或不规则称为移行带（transformation zone，TZ），其表现为我们通常所说的或看到的"糜烂面"，所以这是一个生理现象。移行带的两种上皮细胞均受年龄、月经周期、内分泌激素水平以及环境影响而发生变化。育龄期妇女以表层细胞为主，更年期妇女以表层细胞以及中底层细胞混合中层为多，绝经后妇女以底层细胞为多。促卵泡激素（FSH）促进上皮细胞成熟、角化，柱状上皮呈高柱状；促黄体生成素（LH）促进中层细胞增生，促进其脱落，抑制其角化。因此，我们不难理解，绝经妇女几乎看不到"宫颈糜烂"，即无论肉眼或阴道镜都看不到柱 – 鳞交界的移行带。这个柱 – 鳞交界的移行带由于其细胞不断动态变化，因而导致它本身的屏障免疫保护作用下降。很多研究从不同的角度来揭示为何这一区域容易被 HPV 感染发生癌前病变及癌变的分子生物学结构基础。有研究显示，宫颈癌高致病性的 HPV 表型引起的感染不仅与病毒本身相关，而且转化区（TZ）中的特异性宫颈上皮细胞，例如干细胞（SCs），在宫颈上皮内瘤变形成过程中发挥重要作用。这些胚胎干细胞的特异性表达，在促进宫颈癌细胞生长、存活、集落形成以及细胞侵袭和迁移中起重要作用。

因此，宫颈糜烂是生理现象，不需要特殊治疗，医学课本上已取消了这个医学名词。但如果宫颈移行带合并 HPV 感染，特别是 HR-HPV 感染，就会增加宫颈癌前病变或宫颈癌发生的风险。也有研究显示，宫颈移行带预防性切除也许有利于降低宫颈癌的发生，但尚无结论性的内容，有待于进一步的研究。

11. 女性生殖道感染 HPV 的自然发展史及 HPV 的自我清除

目前全世界范围的研究均已证明，99.7% 的宫颈癌中存在 HR-HPV 感染。一位性生活活跃的妇女，她一生中有可能感染 HR-HPV，但 80% 的妇女对这种感染是一过性的，不会发展为宫颈癌前病变，感染的病毒在 8 ～ 12 个月消失，因此，大部分感染可迅速消除，而这部分人群多指年轻女性，年龄小于 35 岁，而年龄大者，免疫力下降，自我清除病毒的能力下降。

一项针对 HPV 感染自然史的队列研究发现，半数人感染 HPV 在 9 个月内消除，HR-HPV 清除时间较长，平均 9.8 个月，LR-HPV 平均为 4.3 个月。对绝大多数患者而言（约 80% 的感染者），病毒会消除，接着病灶消失。但也有少部分妇女中（20%

的感染者），其病毒不会消失，感染持续存在，这样会导致 CIN 的持续存在，或者由 CIN1 进展为 CIN3，最终在很少病例中进一步发展为浸润癌。感染 LR-HPV 也可导致 CIN1 和 CIN2，一般很少发展为 CIN3 或宫颈癌。

关于 HPV 感染宫颈，导致宫颈病变或病毒清除状况的 124 个协作组参加的多中心研究，研究对象为 15 ~ 25 岁的年轻妇女。将持续 HPV 感染定义为连续两次、间隔 6 个月以上检测到同一种类型的 HPV。病毒清除定义为在发现 HPV 感染后的连续 2 次、间隔 6 个月检测 HPV，至少连续 2 次阴性者。参加研究的 4825 名妇女有 16 785 次感染（3363 名妇女有 6902 次、6 个月的持续 HPV 感染）。同一种 HPV 感染，发生 CIN1+、CIN2+、CIN3+ 的风险，特别是致癌型 HPV 持续 6 个月以上的感染显著高于非致癌型 HPV，HPV16、HPV33、HPV31、HPV45 以及 HPV18 发展为 CIN2+ 的危险系数分别为 10.44（95%CI：6.96 ~ 15.65）、9.65（95%CI：5.97 ~ 15.60）、5.68（95%CI：3.50 ~ 9.21）、5.38（95%CI：2.87 ~ 10.06）、3.87（95%CI：2.38 ~ 6.30）。HPV16 或 HPV33 发生持续 6 个月的感染会使病变进展为 CIN3+ 的风险增加 25 倍。在不同类型的致瘤型 HPV 中，HPV16 和 HPV31 感染很少清除掉。因此，提示宫颈感染致瘤型 HPV，增加了发生 CIN2+ 和 CIN3+ 的风险。曾经感染、混合感染或 CIN1+ 也增加了发生 CIN2+ 和 CIN3+ 的风险。HPV16 和 HPV33 是目前使病变发生为 CIN3+ 风险最高的病毒，宫颈

HPV16 和 HPV31 机体清除率最低。

大多数 HPV 相关的宫颈肿瘤进展缓慢。CIN3 进展到癌的确切时间还不明确，但是从筛查发现，CIN3 的年龄和癌发生的年龄之间的差异达到 10 年，提示癌前状态的持续时间比较长。

12. 有口交习惯的女性，发现宫颈感染 HPV 或宫颈病变后，应加强口腔黏膜 HPV 的检测

对于有口交性行为的妇女，发生宫颈 HPV 感染后，会担心口腔是否也会感染 HPV。2016 年最新的一篇文献对于性行为的方式与口腔恶性肿瘤发生的相关性进行了综述，从 513 篇检索的论文中发现满足标准的 20 篇表明，就现有的证据还不能充分证明性行为与口腔癌有确切相关性，但这些研究证据提示性伴侣的数目以及口交会增加口腔癌发生的风险。同时，如果女性患有宫颈癌，其男性伴侣患有口腔癌的风险也会增加。建议有口交经历的男女，特别是有生殖道 HPV 感染史的妇女，可以定期看耳鼻喉科，必要时行咽喉部 HR-HPV 的检测、电子咽喉镜的检查，对咽喉部发现的可疑病变，可行局部活检。

13. HPV 感染或宫颈病变妇女的内衣应高温高压处理

目前人们对于 HPV 对物理和化学因素的抵抗力知之甚少，病毒本身具有很强的耐受性。病毒衣壳经乙醚处理、酸处理或

在 50℃ 处理 1 小时仍然有活力，100℃ 处理 1 小时则足以破坏 HPV11 在 SCID 小鼠异位移植模型的表达，激光手术或电灼产生的烟雾仍然含有 HPV-DNA，且可能导致医务人员的感染。HPV 经高温高压和 70% 乙醇处理后可以灭活。因此，对可能被 HPV 污染的衣物、手术器械应采用高温高压处理，HPV 病灶激光气化的烟雾应及时吸走。

14. 血液中维生素 B_{12} 与 HPV 感染有相关性

医生与患者交流时，经常建议年轻的、刚刚发现 HPV 感染或 CIN1 的患者可以随诊而不需要任何特殊治疗，通过自身免疫力清除病毒就可以。可是如何提高自身免疫力，这是个非常现实而又模糊的问题，患者要如何理解及在生活中要做些什么才能提高免疫力？

早在 2002 年文献中发现，持续高危 HPV 感染是导致宫颈癌前病变的主要因素，而辅助因素，如营养状况在宫颈癌前病变的发生发展中起着非常重要的作用。此外，体外试验显示，HPV-DNA 的甲基化模式与病毒转录活性有关，如叶酸、维生素 B_{12}、维生素 B_6 以及蛋氨酸等可能通过参与 DNA 的甲基化来防止癌变的发生。该研究通过检测饮食中摄入的叶酸、维生素 B_{12}、维生素 B_6、蛋氨酸以及血液循环中的叶酸、维生素 B_{12} 与持续 HPV 感染的相关性，发现血液中维生素 B_{12} 水平与持续 HPV 感染呈负相关（$P=0.037$），血液中维生素 B_{12} 水平越高（> 493.2pg/ml）

发生持续 HPV 感染的机会越低，调节风险系数为 0.4，95%*CI*：0.17 ～ 0.96。而食物中摄入的叶酸、维生素 B_{12}、维生素 B_6 以及蛋氨酸与持续 HPV 感染似乎没有显著相关性，提示血液中的维生素 B_{12} 在早期宫颈癌发生中起着一定的作用。

人体的免疫力是人体自身的防御机制，是人体识别和消灭任何外来侵入异物（病毒、细菌等）的能力，是处理衰老、损伤、死亡、变性的自身细胞以及识别和处理体内突变细胞和病毒感染细胞的能力。影响机体免疫力的因素可以是多方面的，如经常熬夜，饮食不规律等均会严重损伤机体的免疫力。特别是现代人热衷于都市生活，忙于事业，身体锻炼时间越来越少，机体自我抗病的能力越来越差，而加强自我体育运动可以提高人体对疾病的抵抗能力。适度劳逸是健康之母，人体生物钟正常运动是健康的保证，每天保证 7 ～ 8 个小时睡眠，代谢水平将上升，能迅速恢复并提高免疫力。均衡饮食，避免暴饮暴食，多食水果、蔬菜，多补充维生素有利于健康。另外，保持一个好的心态。积极的态度会提高一氧化氮的水平，让神经递质得到平衡，免疫力得到改进；不好的心态，会给身体带来不好的负面影响。

因此，即使有 HPV 感染，也不需要过分的担心，有些医生给患者开具昂贵的免疫制剂，如胸腺素、免疫球蛋白、局部应用的生物制剂等没有任何的循证医学证据和临床效果。患者最重要的是定期复查，必要时给予必要的治疗，这样发生宫颈癌的风险就会极大地降低。

参考文献

1. Siegel R，Ma J，Zou Z，et al. Cancer statistics，2014. CA Cancer J Clin，2014，64（1）：9-29.

2. Dunne EF，Nielson CM，Stone KM，et al. Prevalence of HPV infection among Men：A Systematic review of the Literature. J Infect Dis，2006，194（8）：1044-1057.

3. Stensen S，Kjaer SK，Jensen SM，et al. Factors associated with type-specific persistence of high-risk human papillomavirus infection：A population-based study. Int J Cancer，2016，138（2）：361-368.

4. Mittal S，Basu P，Muwonge R，et al. Risk of high-grade precancerous lesions and invasive cancers in high-risk HPV-positive women with normal cervix or CIN 1 at baseline-A population-based cohort study. Int J Cancer，2017，140（8）：1850-1859.

5. Shew ML，Ermel AC，Tong Y，et al. Episodic detection of human papillomavirus within a longitudinal cohort of young women. J Med Virol，2015，87（12）：2122-2129.

6. López Diez E，Pérez S，Iñarrea A，et al. Prevalence and concordance of high-risk papillomavirus infection in male sexual partners of women diagnosed with high grade cervical lesions. Enferm Infecc Microbiol Clin，2017，35（5）：273-277.

7. Abalos AT，Harris RB，Nyitray AG，et al. Human papillomavirus type distribution among heterosexual couples. J Low Genit Tract Dis，2012，16（1）：10-15.

8. Nielson CM，Harris RB，Nyitray AG，et al. Consistent condom use is associated with lower prevalence of human papillomavirus infection in men. J Infect

Dis, 2010, 202 (3): 445-451.

9. Organista-Nava J, Gómez-Gómez Y, Gariglio P. Embryonic stem cell-specific signature in cervical cancer. Tumour Biol, 2014, 35 (3): 1727-1738.

10. Giuliano AR, Harris R, Sedjo RL, et al. Incidence, prevalence, and clearance of type-specific human papillomavirus infections: The Young Women's Health Study. J Infect Dis, 2002, 186 (4): 462-469.

11. Jaisamrarn U, Castellsagué X, Garland SM, et al. Natural history of progression of HPV infection to cervical lesion or clearance: analysis of the control arm of the large, randomised PATRICIA study. PLoS One, 2013, 8 (11): e79260.

12. Chancellor JA, Ioannides SJ, Elwood JM. Oral and oropharyngeal cancer and the role of sexual behaviour: a systematic review. Community Dent Oral Epidemiol, 2016, Sep 19.

男性感染 HPV 的特点与研究现状

    HPV 感染主要是通过性生活传播的，但是我们对男性 HPV 感染的状况似乎知道的并不多，也许有人不禁会问，为什么不对男性进行常规 HPV 检测或筛查呢?

    男性感染 HPV 很常见。早在 1998 年 Lancet 发表了一篇关于 HPV 在异性传播的报道中指出，男性为主要无症状病毒传播者，男性的感染率也高达 20% ～ 72.9%。2003—2006 年的一项 463 例的临床研究显示，在无症状的男性生殖器多点取样检测 HPV-DNA 发现，总的 HPV 感染阳性率为 65.4%。另一项由巴西、墨西哥、美国三个国家参加的大样本连续性前瞻性研究发现，年龄在 18 ～ 70 岁发生新的男性 HPV 感染率为每月 38.4/1000 人，致癌型 HPV 感染率估计为每月 22.2/1000 人（95%CI：19.8% ～ 24.9%），HPV16、HPV51、HPV52 及 HPV59 感染率更高。这也是为什么 2006 年美国的一篇文献报道推测，美国每年约有 620 多万的人发生新感染 HPV。

15. 男性感染 HPV 的自然史及危险因素

男性 HPV 感染发生率随着年龄的增长而升高，35～40 岁是感染高峰。年龄、多个异性伴侣、性生活是否使用安全套是男性发生 HPV 感染以及混合 HPV 感染的重要危险因素。虽然男性获得 HPV 感染的概率高，但清除病毒的能力也快，清除高危型或低危型病毒的时间平均为 5.9 个月（95%*CI*：5.7～6.1 个月）。近 75% 的男性从最初发现 HPV 感染到清除病毒的时间为 12 个月，与年龄无显著相关性。

一项研究也显示，男性发生持续 HPV 感染后，不同型别的 HPV 清除时间不同。HPV6、HPV11、HPV16、HPV18 的平均清除时间（指间隔半年连续 2 次检测结果为阴性）分别为：6.7 个月、3 个月、9.2 个月以及 4.7 个月，HPV 平均消除时间≥ 6 个月。另一项对墨西哥人群的研究显示，所有 HPV 感染清除的时间平均是 7.52 个月（6.80～8.61 个月），而 HPV16 清除的时间为 12～19 个月（7.16～18.17 个月）。HPV 感染的风险随着性伴侣数的增加而增加，且性伴侣的 HPV 感染和发病率往往一致。研究发现男性一生中性伴侣超过 16 个与性伴侣 0～4 个的相比显著增加了任何类型的 HPV 感染风险（*aHR*=2.8，95%*CI*：1.1～7.1）、高危致癌 HPV 感染（*aHR*=9.6，95%*CI*：2.4～37.8）、非致癌性的 LR-HPV 感染（*aHR*=3.6，95%*CI*：1.3～9.9）。有过包皮切除史的男性与没有切除包皮的男性相比，清除任何类型的 HPV、HR-HPV 的能力分别为 3 倍和 6 倍。此外研究显示，有超过 16 个性伴侣的男性清除高危致癌型 HPV 的能力也相应地升高（$aHR=4.9$，$95\%CI$：$1.2 \sim 19.8$）。因此，我们可以看出，男性 HPV 感染的关键危险因素就是一生中性伴侣数目，而包皮环切对于 HPV 感染包括 HR-HPV 感染的清除起着最为重要的作用。

16. 男性阴茎 HPV 负荷量高于其他部位

男性患者感染 HPV 后，由于其解剖结构的特点，肛门 – 生殖器解剖部位感染病毒的负荷量有所不同，其中除了肛门，男性阴茎病毒负荷量高于其他部位。病毒可分布到会阴、肛门、肛周、阴囊、龟头以及冠状沟等，其中阴茎是 HPV 复制的主要场所。因此，男性进行 HPV 检测取样时要考虑到取样的方便性、无创伤性以及取样应足量，建议多点取样，包括龟头、冠状沟、包皮下、阴茎等。大多数研究显示阴囊部位取样虽然方便，但该处 HPV 阳性率很低，且精液、尿样中 HPV 阳性率也很低。

17. 临床缺乏男性 HPV 感染的检测手段

临床缺乏有效的男性 HPV 感染的检测方法，体现在收集样本方法缺乏一致性以及用于分子检测的样本量。目前为止还没有一个专门针对男性的检验试剂盒。

对于男性 HPV 感染的检测手段均是美国 FDA 批准的针对女性的 HPV 检测试剂盒，而男性并没有推荐筛查。那么为什么不建议对男性进行 HPV 感染筛查？其主要原因：男性感染很常见，尚无 FDA 许可的筛查试剂，对男性发现 HPV 感染并没有增加其本人发生癌症的风险。此外，目前尚无根除感染的治疗方法。现有的研究显示，对于已经感染了 HPV 或发现异常细胞学的女性的男性伴侣进行 HPV 的评估和治疗也没有发现更大的益处。有研究显示，男性生殖器脱落上皮细胞样本采用棉棒收集用于分子生物学方法检测可行。一项总队列以及分组队列研究结果显示，HPV 检测的最佳取样位点为阴茎（总的队列研究显示该位点 HPV 阳性率为 49.9%，分组队列研究该位点为 47.9%），其次是阴茎及龟头间冠状带（HPV 阳性率分别为 35.8% 和 32.8%）、龟头（HPV 阳性率分别为 34.2% 和 32.8%），尿道 HPV 的阳性率分别为 10.1% 和 10.2%，精子样本的 HPV 阳性率（5.3% 和 4.8%）中 HPV 含量最低。此外，肛门周围、阴囊以及肛门取样病毒阳性率 < 5%。因此，对于以异性为伴侣的男性取样检测 HPV，最低限度为阴茎、龟头，应包括肛周以及肛门。

18. 男性使用避孕套可有效降低 HPV 感染风险

对于预防 HPV 感染进行的研究显示，男性在性生活时坚持使用避孕套可有效地降低任何低危和高危型 HPV 感染的风险。

另一项研究显示，在有包皮环切术史的男性中，使用避孕套可有效地降低 HPV 感染，而没有环切术史的效果则不显著。

在国内，对于男性 HPV 感染的检测尚未开展，综合国外的研究有助于我们了解 HPV 感染在不同性别中传播的自然史。妇产科医生对于男性感染 HPV 的情况知之甚少，因此，充分了解男性 HPV 感染的自然史对于降低女性 HPV 感染、降低复发或再感染具有重要的临床意义。

19. 有口交习惯的男性同性恋者，口腔感染 HPV 情况分析

有口交习惯的男性同性恋患者（men who have sex with men，MSM）容易有口腔 HPV 感染，并且不同于肛门生殖器 HPV 感染。一项随机效应荟萃分析与回归对 MSM 人群中口腔 HPV 感染的流行率、发病率、病毒清除率与异性恋男性进行了比较。在 26 篇发表的文献中，12 篇报道了合并口腔感染 HPV 的流行率在 HIV 阴性的 MSM 中为 3.0%（95%CI：0.5 ～ 5.5），在 HIV 阳性的 MSM 中为 4.7%（95%CI：2.1 ～ 7.3）。9 项研究比较了 MSM 与异性恋男性口腔 HPV 感染的流行情况，发现两组口腔 HPV 感染的流行率没有差别（合并 OR=1.07，95%CI：0.65 ～ 1.74）且清除率高于感染率，口腔和肛门生殖器感染 HPV 类型一致的情况却很少。

参考文献

1. Dunne EF, Nielson CM, Stone KM, et al. Prevalence of HPV infection among men: A systematic review of the literature. J Infect Dis, 2006, 194 (8): 1044-1057.

2. Giuliano AR, Nielson CM, Flores R, et al. The optimal anatomic sites for sampling heterosexual men for human papillomavirus (HPV) detection: the HPV detection in men study. J Infect Dis, 2007, 196 (8): 1146-1152.

3. Partridge JM, Hughes JP, Feng Q, et al. Genital human papillomavirus infection in men: incidence and risk factors in a cohort of university students. J Infect Dis, 2007, 196 (8): 1128-1136.

4. Dunne EF, Nielson CM, Hagensee ME, et al. HPV 6/11, 16, 18 seroprevalence in men in two US cities. Sex Transm Dis, 2009, 36 (11): 671-674.

5. Nielson CM, Harris RB, Flores R, et al. Multiple-type human papillomavirus infection in male anogenital sites: prevalence and associated factors. Cancer Epidemiol Biomarkers Prev, 2009, 18 (4): 1077-1083.

6. Aranda-Flores CE. Infection with human papillomavirus in men. Ginecol Obstet Mex, 2015, 83 (11): 697-706.

7. Lu B, Wu Y, Nielson CM, et al. Factors associated with acquisition and clearance of human papillomavirus infection in a cohort of US men: a prospective study. J Infect Dis, 2009, 199 (3): 362-371.

8. Flores R, Lu B, Nielson C, et al. Correlates of human papillomavirus viral load with infection site in asymptomatic men. Cancer Epidemiol Biomarkers Prev, 2008, 17 (12): 3573-3576.

9. Flores R，Abalos AT，Nielson CM，et al. Reliability of sample collection and laboratory testing for HPV detection in men. J Virol Methods，2008，149（1）：136-143.

10. Franceschi S，Castellsague X，Dal Maso L，et al. Prevalence and determinants of human papillomavirus genital infection in men. Br J Cancer，2002，86（5）：705-711.

11. van der Snoek EM，Niesters HG，Mulder PG，et al. Human papillomavirus infection in men who have sex with men participating in a Dutch gay-cohort study. Sex Transm Dis，2003，30（8）：639-644.

12. Lajous M，Mueller N，Cruz-Valdéz A，et al. Determinants of prevalence，acquisition，and persistence of human papillomavirus in healthy Mexican militarymen. Cancer Epidemiol Biomarkers Prev，2005，14（7）：1710-1716.

13. Baldwin SB，Wallace DR，Papenfuss MR，et al. Condom use and other factors affecting penile human papillomavirus detection in men attending a sexually transmitted disease clinic. Sex Transm Dis，2004，31（10）：601-617.

14. Castellsagué X，Bosch FX，Muñoz N，et al. Male circumcision，penile human papillomavirus infection，and cervical cancer in female partners. N Engl J Med，2002，346（15）：1105-1112.

15. King EM，Oomeer S，Gilson R，et al. Oral Human Papillomavirus Infection in Men Who Have Sex with Men：A Systematic Review and Meta-Analysis. PLoS One，2016，11（7）：e0157976.

16. Sedjo RL，Inserra P，Abrahamsen M，et al.Human papillomavirus persistence and nutrients involved in the methylation pathway among a cohort of young women. Cancer Epidemiol Biomarkers Prev，2002，11（4）：353-359.

外阴、阴道 HPV 感染及癌前病变的诊断与治疗

肛门、生殖器 HPV 感染非常常见，特别是生殖器因低危病毒感染所致的湿疣。外阴、阴道上皮、宫颈上皮共同起源于组织 – 泌尿生殖窦，对致癌源的敏感性相同。当外阴或阴道皮肤损伤，接触 HPV 时，受伤皮肤黏膜容易感染，导致外阴、阴道的癌前病变，即上皮内瘤变的发生。但外阴、阴道病变经常被忽略，是导致 TCT、HPV 检查持续异常的常见原因之一。近年来发现，肛门、直肠也会因为感染 LR-HPV 而引起尖锐湿疣，HR-HPV 可导致癌前病变甚至癌变，需引起临床医生的高度关注，特别是有肛交性行为的女性。外阴鳞状上皮内瘤变（squamous vulvar intraepithelial neoplasia，VIN）局限于外阴表皮内，系癌前病变。近年来，VIN 发生率在性生活活跃的年轻妇女中有所增加，发病年龄趋于年轻化，经常会合并阴道上皮内瘤变（vaginal intraepithelial neoplasia，VAIN）或宫颈上皮内瘤变。

20. VIN 重新修正后的定义及与 HPV 感染的关系

2004 年国际外阴阴道疾病研究协会（ISSVD）对 VIN 的定义进行了重新修正，VIN 新的定义仅指高级别 VIN（即指原 VIN2 和 VIN3），依据病理形态学、生物学及临床特点将 VIN 分为两类：普通型 VIN（usual type VIN，uVIN）、分化型 VIN（differentiated type VIN，dVIN）。uVIN 与 HR-HPV 感染有关，多见于年轻女性，超过 30% 同时合并下生殖道其他部位特别是宫颈癌前病变，与外阴浸润型及基底细胞癌有关。dVIN 与 HPV 感染无关，病变在苔藓型硬化的基础上发生的，多见于绝经后女性，多不伴有及伴有其他部位病变，与外阴角化型鳞状细胞癌有关（表 1）。

表 1   外阴鳞状上皮内瘤变分类及特征（2004 年 ISSVD）

分类		与 HPV 关系	特征	
			肉眼	镜下
普通型 VIN	疣型 VIN	与 HPV 感染有关，皮肤病损界限清晰	呈湿疣样外观	见凹空细胞、角化不全及角化过度细胞、细胞棘层肥厚，细胞异型性明显
	基底细胞型 VIN		呈扁平样增生改变或非乳头瘤病变	上皮层增厚，表皮内见大量增殖的、呈基底细胞样的未分化细胞，从基底层向上扩展，凹空细胞少于疣型 VIN
	混合型 VIN			兼有疣型和基底细胞型 VIN 两种表现

续表

分类	与 HPV 关系	特征	
		肉眼	镜下
分化型 VIN	与 HPV 感染无关	局部隆起、溃疡、疣状丘疹或过度角化斑片	细胞分化好，细胞异型性局限于上皮基底层，基底细胞角化不良，表皮网脊内常有角蛋白形成
未分化型 VIN	其他不能归入普通型或分化型的 VIN，包括外阴 Paget 病（乳头乳晕湿疹样癌）等		

从临床角度来说，有时较难区分不同的发病机制，因此需要进行外阴 HPV 检测，同时组织标本除了常规进行病理检查外，建议进行 P53 的免疫组化检查，有助于进一步区分不同病变的发病机制。有研究显示 P53 在两种不同机制发生的病变上的表达完全不同：在 HPV 感染无关的病变中，P53 的表达阳性率非常高，超过 25%，而在 HPV 感染有关的病变中，P53 染色阳性率很低，≤ 10%。

21. 外阴 HPV 感染与外阴鳞状上皮细胞癌的相互关系

如前所述，外阴鳞状上皮细胞癌（squamous cell carcinoma of the vulva，SCCV）的发生有两种途径，一个是与 HPV 感染有关；一个是与 HPV 感染无关。约 60% 的 SCCV 是与 HPV 感染无关的，最为常见的原因就是外阴皮肤慢性炎症，特别是外阴硬化性萎缩性营养不良。发生癌变的最直接原因就是来自这些病变的 VIN——dVIN，对 dVIN 目前公认其为具有恶性潜能的进行性病变。有研究对 212 例 SCCV 患者研究发现：97 例（45.8%）病理显示出 dVIN 与 SCCV 的病变比邻与渐变的过程，97 例中有 24 例（24.7%）至少在 6 个月前做过活检没有 SCCV，对 21 例患者 47 次活检的 48 张病理切片进行了回顾性重新读片，在 8 例（38.1%）患者的 18 次活检中发现了 dVIN，其中发现以前有 14 次活检病理读片漏掉了 dVIN，这 8 例 dVIN 的患者在随后的 6 个月随访中在同样部位发现了癌变。从初次活检到发展为癌变的平均间隔为 43.5 个月（8 ～ 102 个月）。HPV 阴性的外阴硬化性苔藓导致的 dVIN 发生 SCCV 的相关性显著高于 uVIN，RR 分别为 38.35（9.755 ～ 150.8）和 0.06485（0.02764 ～ 0.1522）。这篇研究让我们进一步理解了 dVIN 以及 HPV 感染与 SCCV 的相关性，并应引起高度关注。

22. 外阴不同级别的癌前病变治疗方法要多样化

外阴 VIN 应根据不同的级别采用药物治疗、物理治疗或手术切除（图 1）。

药物、物理治疗仅限于 HPV 感染或 CIN1，包括尖锐湿疣。药物治疗多为局部治疗，包括局部采用抗病毒治疗、化疗药物、免疫药物等。临床相应的药物有：1% 西多福韦（广普抗 DNA 病毒药物）、5% 氟尿嘧啶软膏（局部化疗）、干扰素等局部应用的免疫制剂。物理治疗包括局部的冷冻或激光破坏性、激光切除、电灼等治疗，其缺点是没有进一步的病理检查，因此治疗后6 个月应复查 HPV 及细胞学，必要时阴道镜检查。

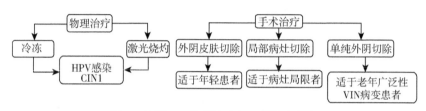

图 1　外阴 VIN 物理治疗和手术治疗方案

对于年轻女性的外阴 HPV 感染或 VIN1 可以随诊，临床中发现一些患有外阴 HPV 感染所致的 VIN1 的年轻女性在随诊过程中病变会自然消退，HPV 会自然转阴。澳大利亚最近报道一组平均年龄为 19 岁的 54 例患者，病变全部自然消退，平均为 9个月。在 46 例活检提供的样本中，40 例 HPV 阳性，阳性率为87%，其中 33 例（82.5%）HPV16 阳性。提示对于年轻的 HPV感染引起的低级别 VIN 患者，有条件随诊者，可以密切随诊，也提示我们随诊时间间隔不要过于频繁，至少 6 个月以上为好。手术切除适合级别较高的 VIN，优势是将病变切除干净，且进一步得到病理学的评价。

23. 普通型 VIN 手术治疗及随诊的注意事项

普通型 VIN 与 HPV 感染有相关性，70% ～ 93% 的普通型 VIN 中可以检测到 HPV 感染，因此治疗后的随诊要常规进行 HPV 的检测。约 30% 的 VIN 可以自然消退，治疗后的 VIN 复发率为 10% ～ 20%（多在未经治疗的部位），手术后复发的高危因素包括：HR-HPV 感染、病灶为多中心、切缘阳性等。

最近的一篇文献对高级病变的 VIN（VIN2+）复发与治疗前 HPV 分型的相关性进行了研究，62 例 VIN2+ 的病例在术前有不同类型的 HPV 感染，其中 HPV16、HPV18、HPV31 和 HPV33 最常见，分别为 15 例（24.2%）、4 例（6.5%）、8 例（12.9%）以及 5 例（8.0%），有 19 例（30.6%）患者没有发现 HPV 感染。平均随访了（56.7±26.7）个月，10 例（16.1%）患者为 VIN2+ 持续存在或复发，平均无病变时间为（51.7±31.4）个月。复发原因的多因素分析显示，治疗前 HPV31（HR=46.7，95%CI：4.21 ～ 518.4，P=0.02）和 HPV33（HR=77.0，95%CI：6.73 ～ 881.9，P < 0.001）感染是 VIN2+ 持续存在或复发的危险因素。此外，患者行手术切除的同时行激光消融汽化其复发率低于单纯手术切除或单纯药物治疗（HR=0.20，95%CI：0.03 ～ 1.09，P=0.05）。

任何 VIN 均需进行长期随访：一般于治疗后 3 个月、6 个月各检查一次，此后每 6 个月检查一次，连续 2 次阴性，每年随访 1 次，至少随访 5 年。对于随诊期间，出现 HR-HPV 阳性或 TCT

异常者，可行阴道镜进一步检查，必要时活检。

24. 阴道 HPV 感染和癌前病变的相关性

阴道的癌前病变英文全称为 Vaginal intraepithelial neoplasia（VAIN），是阴道癌的前期病变，非常少见，在所有妇女生殖道癌前病变中的发生率不到 1%。与宫颈癌前病变相似，VAIN 也分为 3 级，VAIN1 也称为低度上皮内瘤变，VAIN2 和 VAIN3 都为高度病变（HSIL）。VAIN 发生的危险因素与 CIN 相同，如多个性伴侣、开始性生活的年龄较早、吸烟、HPV 感染等。但与 CIN 以及 VIN 相比，目前对于其自然发生以及发展或消退的机制尚不是很清楚，因此，对于 VAIN 是否进行阴道 HR-HPV 检测也存在争议。

那么，HR-HPV 感染在 VAIN 的病变中的阳性率究竟如何呢？德国海德堡医院对 2003—2011 年共 67 例经组织学证实的 VAIN 病例进行了 HPV-DNA 检测及基因分型。患者的平均年龄为 53 岁，有 53%（n=36）的患者初次诊断为 VAIN 的年龄为 41～60 岁，其中 50%（n=37）的患者为 HSIL-VAIN，而且病灶主要分布在阴道的上 1/3。检测 HPV 阳性者占 55%（37/67），只有 1 例患者，同时感染了四种类型的 HPV，分别为低危型 HPV6 和 HPV11，高危型 HPV16 和 HPV68，其他的均为一种 HPV 感染。没有发现 HPV31、HPV39、HPV45、HPV51、HPV58、HPV59、HPV66、HPV42、HPV43 以及 HPV44 亚型。28 例（76%）VAIN 患者为

HPV16 感染，24 例（86%）为高度病变 HSIL-VAIN，16 例（24%）例为尖锐湿疣，其中 13 例（81%）HPV 检测为阳性。另有 47% 的患者没有尖锐湿疣，但 HPV 为阳性。提示 HPV16 是 VAIN 发生发展的主要原因，既往 HPV16 感染史、VIN 或尖锐湿疣对于 VAIN 的发生具有重要的临床意义。

VAIN 患者多同时患有 CIN，提示 HPV 感染为多中心的，因此，对于发现 VAIN 或 CIN 者，均应想到病灶多中心的特点，应多注意外阴、阴道，全面地进行阴道镜评价，及时发现 VAIN 或 CIN，以利于治疗的彻底性，以免术后表现持续 HPV 阳性，特别是 HR-HPV16 这些致瘤性较强的 HPV。

不同级别的 VAIN 治疗方法与 VIN 治疗方法级别一致，但需要注意几点：① VAIN 病变位置在阴道内，而且位置高，因此要充分暴露，但想充分暴露，最好静脉全麻；②病变多中心的术前要准备 5% 的醋酸及卢戈氏液，术中染色能及时发现分散的病变；③切除时要注意解剖位置，考虑到尿道、膀胱、肠道等毗邻的器官，可以局部注射副肾盐水，保证病变切除干净而又不伤及邻近器官。

中国医学临床百家

参考文献

1. 冯有吉，沈铿. 妇产科学. 2 版. 北京：人民卫生出版社，2010：312-313.

2. Rivero RC，Garcia D，Hammes LS，et al. Carcinogenesis of Vulvar Lesions：Morphology and Immunohistochemistry Evaluation. J Low Genit Tract Dis，2017，21（1）：73-77.

3. Bigby SM，Eva LJ，Fong KL，et al. The Natural History of Vulvar Intraepithelial Neoplasia，Differentiated Type：Evidence for Progression and Diagnostic Challenges. Int J Gynecol Pathol，2016，35（6）：574-584.

4. Bogani G，Martinelli F，Ditto A，et al. The association of pre-treatment HPV subtypes with recurrence of VIN. Eur J Obstet Gynecol Reprod Biol，2017，211：37-41.

5. Hilton J，Perkins N，Tabrizi SN，et al. A case series of young women with spontaneous regression of vulval intraepithelial neoplasia：Demographics and associated HPV genotypes. Aust N Z J Obstet Gynaecol，2016，56（3）：312-314.

6. Lamos C，Mihaljevic C，Aulmann S，et al. Detection of Human Papillomavirus Infection in Patients with Vaginal Intraepithelial Neoplasia. PLoS One，2016，11（12）：e0167386.

宫颈 HPV 感染及癌前病变的筛查与诊断

宫颈感染 HPV 后，特别是高危型 HPV，如果机体的免疫能力没有及时清除病毒，宫颈就会出现异常细胞学改变。宫颈癌筛查就是通过对宫颈进行细胞学的检查而发现异常结果。如何解读这些异常情况及如何根据阴道镜检查病理结果决定下一步处理，是宫颈病变筛查最重要的核心部分。

25. 细胞学筛查异常时，仍需要做阴道镜活检

细胞学检查是刮取宫颈上皮脱落细胞进行检查，它是一种筛查方法，具有一定的假阳性或假阴性发生率。在 20 世纪 60 年代，宫颈癌筛查方法为巴氏涂片，尽管在国内已逐渐被淘汰，但其在宫颈癌的防治工作中发挥了重要的作用。巴氏涂片由于其受制片技术及读片等主观因素的影响导致假阴性率较高。1996 年由美国 FDA 批准了薄层液基细胞学技术（TCT）和计算机辅助细胞检测（CCT），即在装有特殊缓冲固定液的容器中将宫颈内

外细胞刷洗，经过离心、分层等技术将细胞团块松散并与黏液碎片分开，细胞单个分布在样本中，然后将这些单层细胞均匀地转移到玻片上，最后固定玻片和染色。由于细胞单层均匀地分布在玻片上，提高了发现低度病变和高度病变的敏感性。我国于1998 年从国外引进该技术，陆续开始了 TCT、CCT 以及液基细胞学（LBC）等宫颈脱落细胞学检查技术。

现在所使用的超薄液基细胞学检查，可以有效地提高宫颈异常细胞的检出率，它通过单次采集标本就可以完成细胞学、HPV、淋球菌和支原体检测，同时可过滤杂质和血液成分，减少标本不满意率，结果易于解释，准确性显著提高。但是其仍然是筛查手段，当细胞学筛查发现异常时，仍需要阴道镜进一步明确诊断。阴道镜检查的主要临床价值在于对有宫颈细胞学异常的宫颈进行定位活检，通过组织病理诊断，确定宫颈病变是哪个级别，根据不同的级别选择不同的治疗方法。

26. TBS 分类被世界广泛采用

宫颈细胞学检查的报告形式采用两种分类方法，一种为传统巴氏 5 级分类法；另一种为伯塞斯达系统（the Bethesda system，TBS）分类方法。巴氏 5 级分类方法由于受主观因素影响较大，不能很好地反映癌前病变，已逐渐被 TBS 分类方法所取代。TBS命名系统是 1988 年由 50 位病理学家在美国华盛顿马里兰州贝塞斯达城开会讨论宫颈 / 阴道细胞学诊断报告方式，并提出对癌前病变的描述性诊断术语——低度鳞状上皮内瘤变和高度鳞状上皮内瘤变等，该分类方法被称为伯塞斯达系统，借用当时的地名而命名，带有纪念意义。该命名系统的优点是将细胞学、组织病理学以及临床处理很好地结合起来，因而被全世界广泛采用（表2、表3）。

表 2　TBS 宫颈细胞学描述性报告

项　目	英文全称	英文缩写
异常上皮细胞		
未明确意义的非典型鳞状细胞	Atypical squamous cells of undetermined significance	ASCUS
不能排除高度上皮内瘤变的非典型鳞状细胞	Atypical squamous cells-cannot exclude HSIL	ASC-H
轻度鳞状细胞上皮内瘤变	Low-grade squamous intraepithelial lesion	LSIL
高度鳞状细胞上皮内瘤变	High-grade squamous intraepithelial lesion	HSIL
鳞状细胞癌	Squamous cervical cancer	SCC
腺上皮		
不典型腺上皮 – 倾向于瘤变	Atypical gland	AGC
原位腺癌	Adenocarcinoma in situ	ACIS
腺癌（宫颈管、子宫内膜、子宫外）	Adenocarcinoma cervical cancer	ACC

注：宫颈癌前病变的诊断应遵循"三阶梯式"诊断流程，即细胞学 – 阴道镜 – 组织病理学。

表 3　细胞学检测结果报告需要看懂以下几点

（1）首先要看标本细胞数量的指标是否满意	①满意评价（描述颈管内／移行带成分存在或缺失以及其他满意性指标，如血液成分、炎症） ②不满意评价（特殊原因） A. 标本被拒绝或未被处理（特殊原因） B. 标本被处理和检测，但是因为某个特殊原因不能满意地评价上皮异常
（2）以下改变为非肿瘤性细胞改变	①鳞状化生 ②角化改变 ③颈管化生 ④萎缩 ⑤妊娠相关改变
（3）以下几个为细胞反应性改变	①炎症（包括典型的修复） ②淋巴细胞性（滤泡性）宫颈炎 ③放疗 ④宫内节育器 ⑤子宫切除术后的腺细胞状态
（4）通常会提示微生物感染	①滴虫 ②白色念珠菌形态一致的真菌性微生物 ③菌群改变提示细菌性阴道病 ④放线菌形态一致的细菌形态 ⑤单纯疱疹病毒导致的细胞形态改变 ⑥巨细胞改变导致的细胞形态改变
（5）上皮细胞异常的改变	①鳞状细胞 ②不典型鳞状细胞（ACS） ③意义不明确（ASCUS） ④不能排除高级别鳞状上皮内病变（HSIL）（ASC-H） ⑤低级别鳞状上皮内病变（HPV／轻度异常／CIN1） ⑥高级别鳞状上皮内病变（原位癌，CIN2 和 CIN3） ⑦合并浸润癌的征象（如果怀疑浸润时） ⑧鳞状细胞癌

续表

(6) 腺细胞	①不典型 A. 颈管内细胞（未另做特殊说明） B. 内膜细胞（未另做特殊说明） C. 腺细胞（未另做特殊说明） ②不典型 A. 颈管内细胞，倾向于瘤变 B. 腺细胞，倾向于瘤变 C. 宫颈内原位腺癌 D. 腺癌
(7) 其他恶性肿瘤（特殊说明）	

27. HPV 检测的方法及临床意义

（1）人乳头瘤病毒检测：美国 FDA 已经批准了若干种检测宫颈 HPV 的方法，这些方法可评估宫颈脱落细胞是否含有 15 ~ 18 种可能致癌的高危型 HPV，大多数检测方法可检测 13 ~ 14 种最常见的高危型亚型。使用这些检测试剂盒的时候必须按照 FDA 批准的说明书进行操作，采用正确的方法并且满足临床操作的特殊标准。液基细胞学和 HPV 检测必须使用 FDA 批准的专用标本收集液，因为未经批准的收集液在特殊情况下可能带来错误结果。

（2）HPV 检测的指征：①细胞学结果为 ASCUS 的病例是否需要阴道镜检查？如果 HPV 检测是阳性，则行阴道镜检查，如果 HPV 检查阴性则随诊。② 30 岁以上女性宫颈癌细胞学筛查的附加检测；③ 2014 年 FDA 批准了一种 HPV 检测用于 25 岁及以上年龄女性的初始宫颈癌筛查。检测只用来测试是否存在 HR-HPV，对 LR-HPV 没有用处，不应进行针对 LR-HPV 的检测。

（3）HPV 分型：美国现有 FDA 批准的商业化 HPV16、HPV18 或两者同时检测的试剂盒，指南支持其试剂盒适用于在 30 ～ 65 岁宫颈刮片阴性的女性，但是 HR-HPV 阳性的女性可使用 HPV 分型。HPV16、HPV18 在所有致癌性高危 HPV 中，其占宫颈浸润癌的 2/3。因此，目前的最新指南指出，只要是 HPV16 或 HPV18 阳性，就直接建议阴道镜活检和治疗。对于其他 12 种高危病毒的致癌性强弱的分型再进一步分层，同时显示 HPV31、HPV33、HPV35、HPV45、HPV52、HPV58 的致癌性强于 HPV39、HPV51、HPV56、HPV59、HPV66、HPV68，对于 HPV31、HPV33、HPV35、HPV45、HPV52、HPV58 也需要进一步干预。

德国汉诺威医学院 2016 年 8 月发表的一篇最新关于"预防宫颈癌筛查"的指南，该指南中依据了大量的有关宫颈癌筛查和宫颈癌前病变治疗的随机对照试验。这些研究显示，首次以 HPV 为基础的筛查方案与单独应用细胞学筛查方案相比能够更好地发现癌前病变。建议年龄 ≥ 35 岁的妇女均应每 3 ～ 5 年首选 HPV 试验筛查 1 次（单独细胞学每 2 年 1 次），不推荐两者同时筛查。建议从 25 岁开始筛查，仅用细胞学筛查就可以，每 2 年 1 次，也可以选择 HPV 试验对细胞学结果进行再分类。妇女 HPV16 或 HPV18 阳性者应立即行阴道镜检查。另一分类方法就是细胞学采用 P16/Ki-67 双染色，指出大样本的随机对照试验显示以 HPV 为基础的筛查项目与单独细胞学筛查项目相比能更好地发现宫颈癌前病变，降低宫颈癌的发生率。作为初级预防，妇女接种 9 价疫苗可以有效地预防其患宫颈高度恶性病变（CIN3）和宫颈癌，有效率分别为 85%、90%。该疫苗已于 2016 年 5 月开始实施，需要接种 2 个剂量。

另一篇关于 HPV 分型联合细胞学检测结果的风险评估，有助于我们对高危 HPV16 感染后其致癌前病变风险的进一步理解。该研究对年龄 ≥ 25 岁（n=7823）的妇女进行 HR-HPV 和 LBC 联合筛查，分为 HR-HPV（+）和（或）异常 LBC，随机对照 HR-HPV（-）和 LBC（-）。随诊结果发现，HPV16 阳性 /HSIL，1 年发生 CIN3 以上病变的风险为 81.27%（95%CI：66.02% ～ 90.65%）；HR-HPV 阴性 / 细胞学阴性，1 年发生 CIN3 以上病变的风险为 0.33%（95%CI：0.18% ～ 0.62%）；HPV16 阳性 / 未见上皮内病变或恶性病变（NILM）发生 CIN3 以上病变的风险为 13.95%（95%CI：10.98% ～ 17.58%）；HR-HPV 阴性 /LSIL 的风险为 7.90%（95%CI：5.99% ～ 10.37%，P=0.002），但与 HR-HPV16（+）/LSIL 的风险一样高（风险为 11.45%，95%CI：8.61% ～ 15.07%，P=0.3）。HPV16（+）/LSIL 和 HPV16（+）/ACSCUS，其 3 年发生 CIN3 以上病变风险分为 24.79%（95%CI：16.44% ～ 35.58%）和 24.36%（95%CI：15.86% ～ 35.50%），而 HR-HPV（-）/NILM，其 3 年发生 CIN3

以上病变的风险为 0.72%（95%*CI*：0.45% ～ 1.14%）。因此，按照发生宫颈癌风险的高低将 HR-HPV 和 LBC 的结果进行再分类，HPV16（+）妇女无论 LBC 结果如何，均需要行阴道镜检查及活检；如果 HPV16（+）同时液基细胞学示 HSIL，可以直接行锥切术或 LEEP 进一步诊断和治疗，而无需等待阴道镜的检查结果。

28. 阴道镜检查适应证及满意的标准

TCT 或 HPV 检测发现以下任一种情况，均需要行阴道镜检查及必要时活检：

（1）HPV16 或 HPV18 阳性。

（2）混合 HPV 感染，即至少一种以上的 HR-HPV 感染者。

（3）TCT 为不能明确诊断意义的鳞状上皮细胞，同时 HR-HPV（+）。

（4）TCT 为不能明确诊断意义的鳞状上皮细胞，倾向瘤样上皮内瘤变（ASCUS-SIL）。

（5）TCT 为低度上皮内瘤变。

（6）TCT 为高度上皮内瘤变。

（7）TCT 为不典型腺细胞，此项在做阴道镜活检的同时，行宫颈管骚刮术（endocervical curettage，ECC）。

（8）持续高危 HPV 感染者。

（9）绝经妇女发现高危 HPV 阳性、TCT 正常者，但无颈管内细胞者。

  阴道镜检查能够看到整个移行带（transformation zone，TZ）视为阴道镜检查满意，TZ 是指宫颈外缘的鳞 – 柱状上皮交界处与宫颈口内侧新的鳞 – 柱状上皮交界（SCJ）的区域。TZ 是 HPV 感染、宫颈病变的易发部位。阴道镜下 TZ 的特点依赖于妇女的年龄和激素水平。在青春期前，几乎没有宫颈外翻（即俗称的宫颈糜烂），相反，在妊娠期宫颈外翻就比较重。TZ 这个区域的大小变化较大，对整个区域的检查与评价非常重要。如果阴道镜检查能够看到整个移行带，则视为阴道镜检查满意；反之，则视为阴道镜检查不满意（图 2、图 3）。

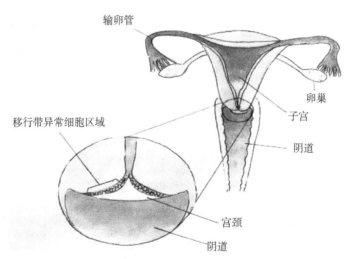

图 2 宫颈移行带局部放大示意图（彩图见彩插 1）

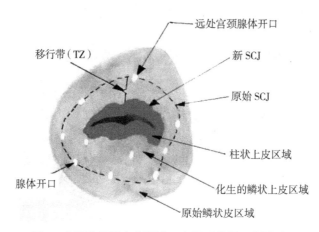

图 3　宫颈移行带上皮区域示意图（彩图见彩插 2）

【病例分享】

徐某，52 岁，G4P2，末次月经（LMP）为 2016 年 9 月 20 日。因查体发现 HPV16 阳性，要求进一步治疗，2016 年 10 月 10 日就诊于我院门诊。既往于 2011 年因外阴尖锐湿疣行激光治疗。2016 年 8 月杂交捕获人乳头瘤病毒基因检测（HC2）RLU/CO 220.86、HPV16（+），外院行阴道镜活检病理为慢性炎症，月经规律。曾有肾小球硬化及青霉素过敏史。查体发现：外阴阴道未见异常，宫颈萎缩、光滑，子宫正常大小，双侧附件未见异常。查看既往外院阴道镜检查图片，提示未见宫颈移行带，阴道镜检查不满意。也就是说，该阴道镜检查结果不能代表真实情况，因为宫颈移行带，即宫颈病变高发部位没有看到，可能是假阴性。因此，建议患者行诊断性 LEEP 手术，该术既有诊断作用也有治疗作用。于 2016 年 10 月 20 日行 LEEP 手术：锥高

1.5cm，外口直径 2.2cm。术后病理：7 点示局灶 CIN2、8 点示局灶 CIN1，可见凹空细胞，其余各点慢性炎症，各切缘未见特殊。

【病例点评】

阴道镜检查是否看到 TZ 至关重要，是评价阴道镜检查是否满意的重要指标。对于阴道镜检查不满意者，应同时行宫颈管骚刮术，必要时行诊断性锥切或 LEEP 手术。

HPV 感染及宫颈病变的治疗

29. 宫颈病变治疗方法优缺点对比

不同宫颈病变其治疗方法各有千秋，不分伯仲，以下为各种治疗方法的对比（表4）。

表4 宫颈病变治疗比较一览表

项目	冷冻	激光碳化	激光锥切	LEEP	冷刀锥切术	电刀锥切
物理治疗	是	是	否	不是	不是	不是
手术治疗	否	否	是	是	是	是
病变治疗的深度	表浅	表浅	较深	较浅	较深	较深
病理	无	无	有	有	有	有
切缘是否有热损伤		有	有	有	无	有
适应证	HPV 感染 CIN1	HPV 感染 CIN1	CIN1 CIN2 CIN3	CIN1 CIN2 CIN3	CIN1 CIN2 CIN3	CIN1 CIN2 CIN3

宫颈低度病变包括宫颈 HPV 感染、CIN1，其可以选择随诊、物理治疗、激光治疗、冷冻治疗、环形电切术或锥切术。宫颈高度病变包括宫颈 CIN2、CIN3，应选择手术治疗，如 LEEP 或锥切术。但我们如何选择？LEEP 手术切除病变的高度相对比较浅，适合年轻、阴道镜评价比较满意的患者，对于年龄大者、移行带看不到、级别较高的高级病变（CIN3）建议行锥切术。而宫颈肥大、宫颈表面病变面积大而不规则的，估计 LEEP 电切环大小不能覆盖整个病变区域者，可选择锥切手术，以免病变切除不完整，造成术后病理评价困难。此外，电刀锥切与冷刀锥切相比可能存在对切缘的热损伤，影响术后切除标本的病理评价。但大量的临床研究显示，电刀包括 LEEP 手术的热损伤并没有影响对标本的病理评价。

一篇研究回顾性地分析了 118 例 CIN 采用冷刀锥切术（cold knife conization，CKC）或 LEEP 手术治疗的患者，术后两组切缘阴性率没有差异，CIN 的级别、以前的分娩方式、产次等对术后切缘均无影响，但年龄＞ 45 岁组，CKC 组术后切缘的阳性率（14.3%）显著低于 LEEP 组（52.6%）。其中 LEEP 组 11 例切缘阳性的患者，术后 6 个月内行第二次手术，有 5 例（45.5%）有残留的 CIN2 和 CIN3。因此，推荐年龄＞ 45 岁的 CIN 患者行锥切术。另一项研究也显示，LEEP 手术组与 CKC 组相比，其并发症发生率低、切除的体积小、住院时间短、热损伤可以忽略不计。但建议如果使用 LEEP 应尽可能切得要深，降低内切缘的阳性率。

【病例分享】

段某，41 岁，G2P2，既往月经规律，宫内节育器避孕。发现宫颈病变半个月，于 2015 年 12 月 23 日就诊于我院门诊。患者既往于 2015 年 12 月 9 日外院查体发现 HPV52（+）、TCT（-），28 日外院阴道镜检查满意，活检病理为：慢性宫颈炎（3 点、6 点、9 点），可见凹空细胞，部分腺体伴鳞化，局灶样 CIN1（12 点），遂建议行激光治疗。2015 年 12 月 30 日于我院激光治疗，治疗后半年于 2016 年 7 月复诊，其 TCT、HPV 均正常。2016 年 12 月 28 日（治疗后 1 年）我院复查 TCT、HPV 均为阴性。建议以后 1 ～ 2 年复查一次即可，工具避孕，预防 HPV 再感染。

【病例点评】

这是一例 HR-HPV 感染、CIN1 的病例，治疗方法可以是随诊、激光或 LEEP 等。为什么会建议她激光治疗呢？首先考虑到患者的年龄超过 30 岁，不建议随诊，因为这个年龄段妇女靠自身免疫力清除病毒的能力下降；其次本例患者仅 12 点灶性 CIN1，病变比较局部而表浅。激光还是 LEEP，二者均可以，激光简约，病变表浅局限，可以选择激光但没有病理。如果病变比较广泛，建议 LEEP 或小锥切，有组织病理的进一步评价。术后 6 个月复查。

30. 宫颈低度鳞状上皮内瘤变的治疗及随诊建议

2013 年美国宫颈和阴道镜病理协会（ASCCP）指南对 CIN1 治疗及随诊建议给出了以下几点：

（1）病理证实的 CIN1，之前为轻度异常（轻度异常包括：细胞学结果为 ASCUS、LSIL 者；HPV16 阳性或 HPV18 阳性；HPV 超过一年的持续性感染者）。

1）观察一年不予治疗者。

2）12 个月时复查 TCT 和 HPV，如果均为阴性，则每年复查，直至 3 年。

3）3 年后为阴性，则以后按照正常人群的筛查程序进行。

4）3 年内任意 1 次出现超过或等于 ASCUS，或者任意 1 次 HPV 阳性，则做阴道镜检查，如果仍然为 CIN1，且持续性 CIN1 至少两年，考虑进行治疗。

治疗方法：阴道镜满意者行宫颈物理治疗，如激光、电灼等。阴道镜不满意或 ECC 证明宫颈管有病变，或者以前曾经治疗过，建议宫颈部分切除，如锥切术或 LEEP 等。

（2）病理证实为 CIN1（或病理无病变），之前细胞学结果为 HSIL，或 HSIL 者分为以下三种情况：

1）阴道镜满意和宫颈管无病变者，12 个月及 24 个月重复细胞学及 HPV 测定：①每次均为阴性，超过 30 岁者 3 年内每年复查 TCT 和 HPV；小于 30 岁者只复查细胞学测定。②期间任意一次 HPV 阳性，或者细胞学异常，需做阴道镜检查。③期间任意一次 HSIL，做诊断性宫颈切除，包括 LEEP 或锥切。

2）直接行诊断性宫颈切除，包括 LEEP 或锥切。

3）复习细胞学片、病理片及阴道镜所见，根据复习结果予以处理。

我国对 CIN1 的治疗及随诊建议：根据 ASCCP 指南，结合我国的具体情况，对 CIN1 的治疗提出以下意见。

（1）以前细胞学结果为低度病变以下、阴道镜检查满意（可见鳞 – 柱交界）、年轻患者长期不打算生育及随诊条件好者，可以选择观察和定期复查，其间可用干扰素等治疗。

（2）以前细胞学结果为低度病变以下、阴道镜满意（可见鳞 – 柱交界）、已经生育或者未生育但短期内打算生育者，考虑物理治疗，因为这些情况不适合长期随诊。

（3）以前细胞学结果为低度病变以下、阴道镜不满意者，需要做颈管取材活检，如果颈管内有 CIN1 或者以前用不同方式治疗过，CIN1 仍持续存在，上述两种情况均行 LEEP 手术。

（4）以前细胞学结果为 HSIL 或者非典型宫颈管腺细胞无特殊指定（AGC-NOS）及阴道镜不满意者，可直接做切除；或应用阴道镜加细胞学随诊半年。如仍然是 CIN1，则切除；或者复核之前的细胞学、阴道镜、病理切片，根据复核的结果选择治疗方法。

（5）小于 20 岁的青少年诊断为 CIN1，建议每半年用细胞学及必要的阴道镜随诊，其间发现 HSIL，或两年时还有 ASCUS 及以上的病变，则行阴道镜及活检。活检后如果为 CIN2，倾向继续随诊，CIN3 者倾向治疗。

关于宫颈病变治疗指南中，低度上皮内瘤变（包括 HPV 感染或 CIN1）可以随诊的解读：主要针对年龄小于 30 岁的年轻女性，因为通过大量的临床研究数据显示，年轻女性 80% 平均在 1 年之内，可以依靠自己的免疫力清除病毒，不需要进一步干预。欧美在制定 CIN1 治疗指南时充分考虑到费效关系，指出患有 CIN1 的年轻患者大部分在 1 年内自愈，同时其进一步发展成宫颈癌的机会很少，因此，对于这部分年轻的女性可以随诊而不需要进一步过多地干预。而对于年龄＞ 30 岁者，免疫力下降，因此建议处理方法要积极一些。

31. 宫颈细胞学 P16/Ki-67 双重染色用于诊断 HPV 阳性的宫颈癌前病变

P16 蛋白在正常、炎症性宫颈组织上皮中均为阴性表达，而在 CIN 和宫颈癌中具有极高的阳性表达；在 CIN 病变中伴随病变级别升高，其表达强度亦相应升高。P16 阳性表达，有助于对 CIN 病变进行风险分级。P16 较好的生物学标志既能表明病毒癌基因在上皮干细胞的竞争复制而异常表达，又能表明那些正在发生基因突变、开始和进行癌变的细胞，提示 HPV-DNA 整合到宿主细胞 DNA 上，靠自身的免疫力已很难将病毒清除，病变有进一步发展为浸润癌的风险，因此，需要积极的治疗。反之，如果病理结果为免疫组化 P16 阴性，CIN 病变 1 年后自然退化或降级的可能性升高。

目前将宫颈细胞学进行 P16 和有关细胞增殖的标志 Ki-67 抗体双重染色用于诊断女性 HPV 阳性的宫颈癌前病变，一些证据提示，细胞学行 P16/Ki-67 双重染色可作为宫颈癌前病变的一种标志物。一项发表于《JNCI》的大规模前瞻性人群研究，评估了双重染色在女性 HPV 阳性中的诊断价值。该研究总计 1509 例 HPV 阳性的女性以 HPV/ 细胞学进行同时检测，对于细胞学结果高于或为 ASCUS 的情况，双重染色的阳性率低于单纯细胞学（45.9% *vs.* 53.4%）。对于诊断 CIN2+，双重染色和细胞学相比，敏感性相似（83.4% *vs.* 76.6%，P=0.1），而特异性更高（58.9% *vs.* 49.6%，$P < 0.001$），阳性预测值（21.0% *vs.* 16.6%，$P < 0.001$）和阴性预测值（96.4% *vs.* 94.2%，P=0.01）也具有显著差异。类似的差异分布也出现于 CIN3+ 的患者中。双重染色阳性的女性已经有了足够高的风险转诊行阴道镜检查，而阴性结果的女性在一年内复诊发现宫颈癌前病变的风险要小于目前美国宫颈癌筛查指南的模式。

【病例分享】

李某，32 岁，已婚，G1P1。主因发现宫颈病变，要求进一步治疗，于 2015 年 12 月 14 日就诊于我院门诊。患者既往于 2014 年查体发现 HPV 阳性，TCT 阴性，未进行任何治疗及随诊。

于 2015 年 11 月初复查 TCT 示 ASCUS、HPV52（+）；妇科检查：宫颈表面光滑；阴道镜检查：移行带检查不满意；活检病理提示为 CIN1、P16（+）。故建议 LEEP 手术。2016 年 1 月于我院行 LEEP 手术，术后病理 CIN2、切缘（-）。2016 年 6 月 TCT 复查未见异常，12 月 TCT 联合 HPV 检测均为阴性。

【病例点评】

这是一例 CIN1 的年轻女性，选择 LEEP 治疗的重要节点就是持续 HR-HPV 感染，活检病理为 CIN1、P16（+），P16 阳性表明 CIN 病变有进一步升级的风险，应切除干净，并进一步病理评价。

32. 持续 HPV 感染或混合 HPV 感染需要积极治疗

绝大多数 HPV 感染都是一过性的，进展风险较小，仅有小部分感染会持续存在。如果初始感染 1 年和 2 年后，感染仍然持续存在，强烈预示发生 CIN3 或癌症的潜在风险增加。持续 HPV 感染说明 HPV-DNA 已经整合到宿主 DNA 上，依靠机体的免疫力已经很难清除。混合 HPV 感染也说明多个病毒的存在降低了机体清除病毒的能力，需要积极的处理。

HPV 的基因型似乎是决定持续感染和病情进展的最重要因素。HPV16 具有最强的致癌能力，全世界 55% ~ 60% 的宫颈癌与它有关。HPV18 是第二常见的致癌类型并且与宫颈癌的相关性为 10% ～ 15%。约还有 12 种类型的 HPV 和剩余的宫颈癌病例有关。已知的能够增加 HPV 持续感染的因素包括：吸烟、免疫系统功能抑制和 HIV 感染。HPV 感染在青少年和 20 ～ 30 岁年龄段的女性中最常见。大多数青年女性，尤其 21 岁以下的女性，能够产生有效的免疫反应，从而在平均 8 个月的时间里清除病毒或者在 8 ～ 24 个月将病毒载量降低到无法测出的水平。随着感染的清除，该人群的绝大多数宫颈病变也将自行消失。30 ～ 65 岁人群 HPV 感染后的自然病史和年龄似乎不相关，无论 30 岁还是以上年龄的女性，新感染的 HPV 依旧较少可能变成持续性感染。但是，30 岁以上才发现的 HPV 感染更可能反映的是持续感染。这一点和年龄越大发生 HSIL 的概率越高也是相符的。

针对这一问题进行的一项临床研究，对因细胞学 LSIL 或 ASCUS 经阴道镜活检证实为持续 CIN1 的患者实施了 LEEP 手术治疗，术后 6 个月、1 年及每年随诊细胞学、阴道镜以及 HPV 分子诊断。252 例患者术后随访了 1008 次阴道镜随诊检查，累计 2 年 CIN2 的发生率为 2.3%（4/176），累计 3 年 CIN2 的发生率为 5.5%（7/128），每 100 名妇女年有 CIN2 为 1.7 例（95%*CI*：1 ～ 2.8）。在术后随访中，70 例（27.8%）为 LSIL，每 100 名妇女年有 10 例（95%*CI*：7.9 ～ 12.6）。研究发现，在随诊中持续 HPV 感染、混合 HPV 感染会增加高级 CIN 的发生和发展，对这些人群要充分的咨询和个体化，应采取积极的治疗方法。

33. 年轻未生育过的 CIN2 患者应根据疾病发展情况及患者本人的意愿综合分析后确定治疗方案

对于阴道镜病理证实为 CIN2 的患者，按照指南均应进行手术治疗。但对未生育妇女来说，医生或患者均有一定的顾虑，是否可以采取观察随诊？目前，其安全性和可行性尚无很好的循证医学证据，国内基本上均采用积极的手术治疗。2016 年国外发表的一项 12 个医院参加的前瞻性、多中心的临床研究，对年龄 ＜ 25 岁的 CIN2 妇女进行长期随诊观察病变发展的预后以及消退的预测因子，但尚未有结论性的结果供参考。如果有年轻患者坚决要求随诊，应根据病情（主要注意阴道镜评价是否满意、病理结果的准确性等）告知患者疾病进一步发展可能出现的风险以及是否有条件可以按照要求定期随诊（每半年 1 次细胞学、阴道镜等随诊）后再选择最佳治疗方案。

34. 宫颈锥切术后的结果评价及内切缘阳性的处理方法

宫颈锥切术是治疗宫颈癌前病变，特别是对高度上皮内瘤变（CIN2 或 CIN3）治疗最为有效。锥切术又分为冷刀锥切或宫颈环形电切术（LEEP），切除术后的效果评价主要是病理结果，观察三个指标：切除标本的病理诊断分级、有无浸润癌、内外切缘是否切除干净。术后病理诊断的结果可能会有几种结果：高于术前阴道镜活检的病理诊断；与术前阴道镜的病理诊断相同，或级别低于术前的病理诊断，甚至没有癌前病变，就是炎症反应。出现这两种情况是完全可以的，并不是术前诊断失误，而是病变可能非常表浅或局限，阴道镜做得非常准确，病灶在活检时已被完全取掉。切缘分为内切缘和外切缘，内切缘是指切除标本的最顶端部分，与子宫连接部分；外切缘为宫颈外口。外切缘阳性可以随诊，因为外切缘暴露在外，随诊比较方便，有利于细胞学和阴道镜的进一步评价。如果病理报告为内切缘阳性，仍有病变组织残留，因为位置较高，在宫颈管内，细胞学或阴道镜均无法准确评价，其复发率为 25% ～ 50%，需要进一步治疗。因内切缘阳性行锥切术，其术后切除的子宫标本上有 23% ～ 34% 残留的病变，锥切术后复发率为 5% ～ 10%。

对于内切缘阳性的患者最好的治疗方法虽有争议，但一般主张根据患者的年龄、生育要求可以再次锥切或行子宫切除术。对于年轻要求保留生育功能的妇女，可以选择宫颈细胞学和 HPV 检测以及阴道镜随诊，如果有异常发现时，可行再次锥切术和颈管内诊刮术。因为有一些病例，虽然内切缘阳性，但残存的宫颈上并无病变，对一些要求保留子宫的妇女如果切除子宫，将导致治疗过度。对于年龄大，已绝经的妇女，因阴道、宫颈均萎缩，评价较为困难，可考虑择期子宫全切术。

对于锥切术后患者随诊的方法，建议最好细胞学和 HPV 联合检查，宫颈细胞学检查锥切后的宫颈会有较高的假阴性率，

HPV 的检测似乎显得更为重要，可被用作锥切边缘阳性患者诊断残端病变的一个强有力的指示因子。因此，建议锥切边缘阳性的妇女，每 6 个月行 HPV 检测，如果 HPV 检测阴性，可按正常人群筛查计划进行就可以。有研究显示，如果锥切边缘阳性，但 HPV 检测阴性，则几乎没有残留的可能。

【病例分享】

李某，54 岁，G1P1，绝经 8 年。主因体检发现 TCT 示 HSIL、HPV16 阳性，2016 年 6 月 30 日阴道镜活检病理为：宫颈 9 ～ 12 点为 CIN2 至 CIN3；宫颈 3 点、6 点为慢性炎症，可见凹空细胞感染。于 2016 年 7 月 28 日在静脉全麻下行冷刀锥切术及取环术。术中见阴道及宫颈萎缩严重，暴露非常困难，锥切高度 1.5cm，外口直径 2cm，宫颈 4 点、6 点局灶可见 CIN2，紧邻内口切缘，余各点有慢性炎症。2016 年 9 月 22 日行腹腔镜下全子宫及双附件切除术。术后病理：宫颈 1 点为 CIN3，累及腺体，移行区可见组织缺损；余各点慢性宫颈炎及宫颈内膜炎；外口切缘及子宫下段未见特殊；多发性子宫肌瘤，弱增殖期子宫内膜、双侧卵巢及输卵管组织未见异常。术后 3 个月复查，阴道残端愈合好，术后 6 个月复查 TCT 及 HPV 检测均阴性，暴露仍然非常困难。术后乳腺超声检查未见异常，间断阴道内用少量雌激素软膏，以减少阴道粘连。

【病例点评】

该例患者为绝经 8 年的中老年妇女，术前及术中发现其阴道、宫颈萎缩非常严重，很难暴露，同时锥切病理为 CIN3，1 点局灶 CIN2，紧邻内口切缘，对于年轻女性可以随诊，但对于绝经后妇女其阴道、宫颈萎缩严重，非麻醉状态下均无法进行阴道检查及宫颈细胞学检查，影响术后随诊效果，故建议患者行全子宫切除术。该患者子宫全切术后的病理仍有 CIN3，因此对于绝经妇女锥切术后，病理提示病变紧邻切缘或切缘阳性的患者，应积极建议行子宫及双附件切除。

35. 宫颈病变术后随诊的时间间隔及影响术后 HPV 转阴的危险因素

首先来分享一个病例：秦某，33 岁，G1P1。发现宫颈 CIN2 至 CIN3 1 个月，要求进一步治疗，于 2016 年 11 月 2 日入院。既往于 2014 年 TCT 提示：ASCUS、HPV52 阳性；行阴道镜活检提示：宫颈慢性炎症，可见凹空细胞、CIN1，未行治疗。2015 年因性生活出血，TCT、阴道镜检查均提示 CIN1，未行治疗。1 个月前不规则阴道出血，TCT 提示 HSIL，遂行阴道镜活检，病理提示：CIN2 至 CIN3，我院病理切片会诊也为 CIN2 至 CIN3，于 2016 年 11 月 3 日行锥切术。术后病理：CIN2，切缘未见异常。术后 6 个月复查 TCT（-）、HPV（-）。下次复查时间为术后 1 年。

宫颈病变治疗后随诊一般建议术后 6 个月随诊 1 次，连续 2

次阴性，进入正常人群每 1 ～ 2 年随诊 1 次 TCT 细胞学即可。如果是 TCT 联合 HPV 检测，二者均为阴性者即双阴性，3 ～ 5 年复查 1 次即可。

临床中，我们会看到一些患者过于紧张，频繁地重复进行 TCT、HPV 的检测，在一家医院刚做完检查，没 2 个月又到另一家医院重复做，这样只会造成不必要的经济浪费或过度医疗。临床医生要把好这个关，给患者充分的解释，避免不必要的检查。一项意大利的临床研究对 152 例因 HSIL 治疗的患者，其 2/3 的病例在治疗后的 1 年内采用 HPV 试验检测没有发现病毒的存在或复发，而且病毒的清除在术后的第 2 年、第 3 年递减，直到完全清除。

36. 宫颈病变治疗后 HPV 转阴，经过一段时间再次发现 HPV 阳性或 TCT 异常，是再次感染还是复发临床上难以区分

对于宫颈病变经过治疗或随诊已经正常者（即 TCT 或 HPV 均阴性），经过一段时间检查再次发现 HPV 阳性或 TCT 异常，那究竟是 HPV 再感染还是复发在临床上很难区分。HPV 感染后可建立潜伏感染，最终在病灶位置或病灶切除后周围正常皮肤处复发。在尖锐湿疣患者的耻骨区和肛周毛发区常常可检测到 HPV6、HPV11 的 DNA，说明存在复发的潜在病毒源。同时，阴道镜检查或治疗宫颈病变的同时应注意阴道壁有无病毒感染，有

无阴道壁癌前病变的存在。HPV 感染经常是多中心的，也是宫颈病变治疗后持续 HPV 阳性的重要原因之一。

2016 年在《BJOG》发表的一篇前瞻性的临床研究，对因高度病变（CIN2+）行锥切治疗后出现高危 HPV-DNA 阳性的临床意义进行评价。该研究对 72 例妇女因 CIN2 或 CIN3 行锥切术。术后采用 HC2 检测，且每 3 ～ 6 个月随诊一次。标本同时行细胞学以及高危 HPV-DNA 检测（SurePath）。所有患者均在术后每 6 个月随诊一次阴道镜，共随访 24 个月。72 例患者中有 6 例（8%）发现有残留或复发的 CIN。复发的妇女年龄显著高于没有复发的妇女（51.5±9 岁 *vs.*39.8±12.2 岁，*P*=0.007）。6 例复发的妇女为 HR-HPV 阳性，其 4 例有细胞学异常，为 ASCUS+ 以上的异常细胞学病变，2 例与切缘阳性有关。66 例治愈的妇女中，15 例 HR-HPV 阳性；6 例有异常的细胞学；12 例切缘阳性。用于预测术后治疗失败的敏感性，细胞学、切缘阳性以及高危 HPV-DNA 阳性分别为 66.7%、33.3%、100%；特异性分别为 90.9%、81.8%、77.3%。如果妇女在术后 3 ～ 6 个月仍有高危 HPV-DNA，细胞学正常，有病灶残留或复发的可能性为 15%（2/13）；如果细胞学异常，有残留或复发的可能性为 50%（4/8）。切缘状态与 HPV 阳性无显著相关性，同时发现高龄也是以前忽视的一个易于复发的危险因素。因此，该研究提示高度病变锥切术后用于预测病变残留或复发最有价值的指标就是高危 HPV-DNA 的检测，其准确性优于细胞学以及切缘状态。高危 HPV-DNA 阴性具有 100% 的阴性预测值。

【病例分享】

王某，32 岁，G0P0，锥切术后 3 年，持续高危 HPV 阳性 3 年，为进一步治疗入院。既往月经不规律，有 PCOS、不孕史。患者 3 年前因 CIN3 行锥切术，术后病理 CIN3，切缘阴性。术后 1 年随访中，发现 HR-HPV 阳性（HC2）、LSIL，阴道镜活检为 CIN1，宫颈行激光治疗。之后高危 HR-HPV 仍持续阳性 2 年，TCT 正常或 TCT 示 ASCUS，查体宫颈表面光滑，阴道镜检查不满意。本计划入院行诊断性 LEEP，结果术中醋酸以及卢戈氏液检查示宫颈没有发现异常，但宫颈的后方、阴道后壁近后穹窿处（面积 2cm×3cm）皮肤增厚，醋白试验阳性（图 4），碘不着色区（图 5），遂行局部病灶切除，术后病理 VIN2，切缘（-）。术后 6 个月复诊，其 TCT、HPV 均为阴性。

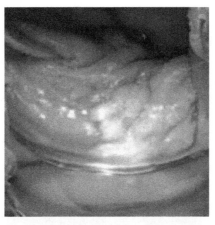

图 4　醋白试验阳性区域（彩图见彩插 3）

中国医学临床百家

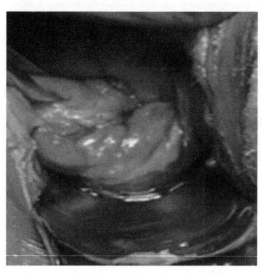

图5　碘不着色区域（彩图见彩插4）

【病例点评】

该例患者为 CIN3，行锥切术，术后切缘阴性，但一直高危 HPV 持续阳性，根本的原因就是还有病灶没有发现。提示我们无论在行阴道镜检查或锥切时一定要对阴道壁、阴道穹窿重点检查，及时发现卫星病灶，是降低术后持续 HPV 阳性的重要因素。

参考文献

1. Sung YE, Ki EY, Lee YS, et al. Can human papillomavirus （HPV） genotyping classify non-16/18 high-risk HPV infection by risk stratification？ J Gynecol Oncol, 2016, 27（6）：e56.

2. Castle PE, Aslam S, Behrens C. Cervical Precancer and Cancer Risk by Human Papillomavirus Status and Cytologic Interpretation: Implications for Risk-Based Management. Cancer Epidemiol Biomarkers Prev, 2016, 25（12）：1595-1599.

3. Hillemanns P, Soergel P, Hertel H, et al. Epidemiology and Early Detection of Cervical Cancer. Oncol Res Treat, 2016, 39（9）：501-506.

4. Shin JW, Rho HS, Park CY. Factors influencing the choice between cold knife conization and loop electrosurgical excisional procedure for the treatment of cervical intraepithelial neoplasia. J Obstet Gynaecol Res, 2009, 35（1）：126-130.

5. Hillemanns P, Kimmig R, Dannecker C, et al. LEEP versus cold knife conization for treatment of cervical intraepithelial neoplasias. Zentralbl Gynakol, 2000, 122（1）：35-42.

6. Savone D, Carrone A, Riganelli L, et al. Management of HPV-related cervical disease：role of p16INK4a immunochemistry. Review of the literature. Tumori, 2016, 102（5）：450-458.

7. Miralpeix E, Genovés J, Maria Solé-Sedeño J, et al. Usefulness of p16INK4a staining for managing histological high-grade squamous intraepithelial cervical lesions. Mod Pathol, 2017, 30（2）：304-310.

8. Lawson HW. Practice Bulletin No. 157: Cervical Cancer Screening and

Prevention. Obstet Gynecol，2016，127（1）：e1-e20.

9. Wentzensen N，Fetterman B，Castle PE，et al. p16/Ki-67 Dual Stain Cytology for Detection of Cervical Precancer in HPV-Positive Women. J Natl Cancer Inst，2015，107（12）：djv257.

10. Spinillo A，Gardella B，Iacobone AD，et al. Outcome of Persistent Low-Grade Cervical Intraepithelial Neoplasia Treated With Loop Electrosurgical Excision Procedure. J Low Genit Tract Dis，2016，20（4）：307-311.

11. Hillemanns P，Soergel P，Hertel H，et al. Epidemiology and Early Detection of Cervical Cancer. Oncol Res Treat，2016，39（9）：501-506.

12. Venturoli S，Costa S，Barbieri D，et al. Time to viral clearance after successful conservative treatment for high-risk HPV-infected high-grade cervical intraepithelial neoplasia and early invasive squamous cervical carcinoma. Diagn Microbiol Infect Dis，2016，86（3）：270-272.

13. Verguts J，Bronselaer B，Donders G，et al. Prediction of recurrence after treatment for high-grade cervical intraepithelial neoplasia: the role of human papillomavirus testing and age at conisation. BJOG，2006，113（11）：1303-1307.

HPV 感染、宫颈病变与妊娠管理

　　临床中很多患者因为患有 HPV 感染或宫颈病变不敢妊娠，担心妊娠后会加重病情或传染给新生儿，同时，医生又没有很好地传递正确的咨询信息，导致患者错误的选择或终止妊娠。另一种情况是把妊娠期间的阴道不规则出血均视为与妊娠有关的先兆流产，而不去做妇科检查，担心妇科检查会诱发流产，直到妊娠中晚期出血症状加重或产后才做检查，结果为时已晚，已经是宫颈癌。这些情况时有发生。

　　育龄妇女是性生活最活跃的人群，因此，也是最容易感染 HPV、发生宫颈病变的人群。所以宫颈细胞学筛查（TCT）异常在育龄妇女中发生率最高。妊娠合并宫颈癌前病变的发生率占总妊娠数的 0.08% ～ 5%。按常规进行筛查的妇女，在妊娠期间一般很少行宫颈涂片检查，因为此时期宫颈糜烂面较重，炎症充血，容易导致检查结果解读困难，如误诊为异形细胞 - 蜕膜细胞的出现等。如长期没有筛查者、曾有异常宫颈涂片者或妊娠期间阴道出血并怀疑宫颈因素引起者，在妊娠期间应行涂片检查，且应尽早进行，以便及时发现宫颈浸润癌。妊娠早期初次检查时，应常规进行妇科阴道检查，包括清洁度，可以不做双合诊。现在也有很多指南建议所有妇女在诊断妊娠时，常规进行宫颈涂片或 TCT 检查。妊娠期间宫颈癌的发生率很低，仅为每 1000 个妊娠中的 0.45（1/2205）。妊娠本身对预后并没有负面作用，而对预后产生影响的重要因素是将妊娠期间阴道不正常出血归因于妊娠本身造成，或者缺乏足够的评价。

37. 妊娠期细胞学异常患者的管理

国际指南对于妊娠期间进行细胞学检查结果异常的处理：

（1）妊娠期 TCT 为不能明确意义的非典型鳞状细胞（ASCUS）：其发生浸润癌的风险相对低，因此不主张将产前的阴道镜检查加入到常规管理中。

（2）妊娠期 TCT 为低度上皮内瘤变：非青春期孕妇应该做阴道镜检查评价（B Ⅱ）或延迟到生产后 6 周阴道镜检查（B Ⅲ）；对细胞学、阴道镜检查没有 CIN2、CIN3、宫颈癌者延迟到产后随访（B Ⅲ）；妊娠期间应避免行宫颈管内搔刮术以免诱发流产（E Ⅲ），妊娠期间也不应该进行不必要的阴道镜检查和细胞学检查。

（3）妊娠期 TCT 为高度上皮内瘤变（HSIL）：应积极进行阴道镜检查（A Ⅱ），并建议由有经验的阴道镜医生进行评估——阴道镜检查是更好的管理办法（BⅢ）；在阴道镜评价疑为 CIN2、CIN3 或癌病变时应进行活检；只有在细胞学、阴道镜或活检疑为浸润癌时，才建议常规行诊断性锥切，否则是不可接受的（EⅡ）；对于未诊断为 CIN2、CIN3 的 HSIL，时间不短于产后 6 周重新评估细胞学和阴道镜（CⅢ）。

（4）妊娠期 TCT 为细胞学不典型腺细胞（AGC）：妊娠期细胞学为 AGC 的初始评估应该有别于非妊娠期，不进行宫颈管搔刮和子宫内膜活检（BⅡ）。

38. 妊娠期尽量不做阴道镜活检

妊娠作为女性的特殊生理时期，宫颈及阴道上皮受雌激及和孕激素的影响，表现为宫颈及移行带增大，宫颈黏液增多、黏稠，使得阴道镜检查比较困难，特别是随着孕周增大，对宫颈的评价更为困难。同时妊娠期宫颈血管形成丰富，易导致过度诊断。而且，阴道镜下活检导致出血等并发症发生率明显增加。

妊娠期间阴道镜检查的主要目的是除外浸润性疾病后采取保守治疗直到分娩之后。活检尽量不做，除非高度怀疑有浸润癌时方可进行。妊娠期尖锐湿疣也非常常见，妊娠期增大明显，血管粗大，但一般呈良性改变。如果与 CIN 共存时，应行阴道镜下活检，处理一般推迟到产后，疣状物也会明显缩小。

39. 妊娠期患有宫颈上皮内瘤变患者的管理

妊娠期间经组织学诊断为宫颈癌前病变或妊娠前即患有宫颈癌前病变者，妊娠后管理可参照以下指南：

（1）组织学诊为低度上皮内瘤变（CIN1）：只随访不治疗（BⅡ），对妊娠期女性的 CIN1 进行治疗是不可以接受的（EⅡ）。

（2）组织学诊断为 CIN2、CIN3，并除外浸润癌或在妊娠晚期：采用不超过 12 周为间隔的细胞学检查和阴道镜评价（BⅡ），只有呈现更严重病变或细胞学提示浸润癌，才推荐进行重复宫颈活检（BⅡ）；推迟至产后 6 周重新评估（BⅡ），只有怀疑浸润癌，则推荐诊断性锥切（BⅡ）；除非确诊为浸润癌，才采取进一步治疗，否则治疗是不可接受的（EⅡ），推荐产后 6 周细胞学、阴道镜重新评估（CⅢ）。

妊娠合并 LSIL 的发生率为 60%，30% 在妊娠期间没有改变，发展为高级病变（CIN3）的情况很少，且很少超过 6%。妊娠期间高度病变，如 CIN3 发生退变降级的比例很低，约 30%，发生进一步升级的约 10%。如果没有浸润癌的证据，妊娠期间一般不建议治疗，所有的治疗均放在分娩以后，但需要每 3 个月对怀疑有加重的病变处行阴道镜重复活检。

【病例分享】

林某，女，42 岁，G4P2，因同房出血，发现宫颈病变 1 个月入院。既往于 2013 年备孕前查体发现 HR-HPV（+），TCT 未见异常，未曾进一步诊治。2013 年 6 月因妊娠及生二胎以后就未行妇科检查及宫颈癌筛查。近 3 ～ 4 个月出现同房阴道少量出血，于 2016 年 5 月就诊于外院，TCT 为性质未定的非典型鳞状细胞，HC2：10.23，HPV16（+）。2016 年 5 月 19 日外院阴道镜活检病理为 CIN3，我院病理会诊为 CIN3/CIS，累及腺体。2016 年 6 月 23 日在我院行锥切术。术后病理：宫颈 2 ～ 5 点 CIN2 至 CIN3，累及腺体，其中 2 点可见微小浸润（深度约 2mm），余各点慢性宫颈及宫颈内膜炎；各切缘未见特殊。因已完成生育，遂于 2016 年 8 月 12 日行腹腔镜全子宫及双侧输卵管切除术。术后病理：慢性宫颈及宫颈内膜炎，大部分移行区黏膜缺失伴肉芽组织形成及多核巨细胞反应，病变符合锥切术后改变；宫颈外口切缘、子宫下段及双侧宫旁未见特殊。分泌期子宫内膜、双侧输卵管未见特殊。目前已完成术后 2 次随诊，TCT、HPV 均为正常。

【病例点评】

回顾这个病例的发展历程，还是有让我们吸取经验的地方：发现高龄为 HR-HPV 感染，特别是 HPV16，虽然 TCT 阴性，也应该积极进行阴道镜评价，以除外有无高度病变。产后 42 天应该积极复查 TCT 及 HPV。但是事隔 3 年才来复查，疾病已经发展为早期浸润癌。

40. 不同治疗方法对妊娠的影响

因宫颈癌前病变在妊娠前曾经行激光、LEEP 或冷刀锥切等治疗，是否会增加早产及其相关并发症的发生？新西兰对此及其相关疾病进行了研究，652 例行激光锥切、激光汽化及 LEEP 治疗，对照组共 426 例。结果：总早产率为 13.8%，37 周前胎膜早破（PROM）发生率为 6.2%，自然早产率为 3.8%。不同的治疗方法引起 PROM 的危险性显著增加（表 5）。

表 5　不同治疗方法引起 PROM 的绝对危险度

治疗方法	*aRR*	95% *CI*
激光锥切	2.7	1.3 ~ 5.6
LEEP	1.9	1.0 ~ 3.8
激光汽化	1.1	0.5 ~ 2.4

注：*aRR*：绝对危险度。

胎膜早破或早产率随着锥切高度增加而显著增加：与正常未行治疗的妇女相比（*aRR*=3.6，95% *CI*：1.8 ~ 7.5），锥切高度 ≥ 1.7cm 发生 PROM/ 早产危险增加 3 倍，提示 LEEP 或激光锥切治疗显著增加了 PROM 的危险性。LEEP 术后早产发生与切除宫颈深度密切相关。丹麦 Noehr 等就两者关系进行了研究，52 678 例单胎妊娠，其中 19 046 例早产，8180 例有 LEEP 手术史，273 例曾接受 2 次或 3 次 LEEP。结果发现：随着锥切深度的增加，早产风险相应增加，估计每增加锥切深度 1mm，早产风险增加约 6%（OR=1.06，95%CI：1.03 ～ 1.09）。2 次或 2 次以上 LEEP 的孕妇，早产风险增加近 4 倍（OR=3.78，95%CI：2.58 ～ 5.53），与 1 次 LEEP 孕妇相比，早产风险翻了一番（OR=1.88，95%CI：1.27 ～ 2.78），未发现 CIN 的严重程度或距 LEEP 术后时间等因素与早产风险之间有相关性。因此，要提高 LEEP 锥切的深度与早产风险之间存在关联的认识，建议 LEEP 术应避免不必要的切除过深，大多数年轻 CIN 患者，如宫颈 TZ 清晰可见，其 LEEP 锥切的宫颈组织的深度应尽可能不超过 1cm。另一项 Noehr 的研究也显示，冷刀锥切、LEEP 术后增加了胎膜早破、早产、低体重儿的风险。

2016 年 12 月美国《妇产科杂志》发表了挪威的一篇以人群为基础的大样本队列研究，探讨了宫颈癌前病变或早期浸润癌的不同治疗方法对妊娠有哪些不良影响或结局。从 1998—2014 年共有 943 321 例妇女妊娠，其中 545 243 例为单胎妊娠，9554 例分娩的妇女在分娩前曾经治疗过宫颈病变。结果发现：早产与曾经的宫颈治疗史显著相关（9.7% $vs.$ 5.3%；HR=1.8，95%CI：1.7 ～ 2.0）。这种强烈的相关性尤其体现在冷刀锥切（13% $vs.$ 5.3%，HR=2.6，95%CI：1.3 ～ 5.3）和激光锥切（12% $vs.$ 5.3%，HR=2.3，95%CI：2.0 ～ 2.5）。这种相关性随着切除组织的越大，早产的孕周越小，但与手术的时间相关性不大，也增加了自然流产的风险（0.5% $vs.$ 0.2%，HR=2.5，95%CI：1.7 ～ 3.7），特别是激光锥切者（0.6% $vs.$ 0.2%，HR=3.0，95%CI：1.8 ～ 5.3）以及 LEEP 手术者（0.4% *vs.* 0.2%，*HR*=2.3，95%*CI*：1.3 ～ 4.0）。因此，对于因宫颈病变而需要切除的妇女要充分告知，手术切除可能会增加以后早产和流产的风险，锥切切除的组织越大，发生的风险越高。

最近在《BMJ》发表的一篇由英国、比利时、希腊等 6 个中心进行前瞻性多中心的系统回顾与荟萃分析，全面评价了 CIN 不同的治疗方法、锥切切除的深度对产科预后、不良妊娠结局的影响。产科结局包括早产、胎膜早破、羊膜炎、分娩方式、产程的时间、催产素的使用、出血、麻醉镇痛、宫颈功能不全、宫颈环扎以及宫颈管狭窄。新生儿的预后包括低体重儿、进入新生儿重症监护室、死产、APGAR 评分、围产儿死亡率等。71 项研究参与者为 6 338 982 例，其中 65 082 例有治疗史，6 292 563 例没有治疗史。结果显示：有治疗史的显著增加了总体人群早产的风险（表 6）。

表 6　有无宫颈治疗史的妇女发生不同孕周早产的风险

早产的孕周	有治疗史发生早产的风险（%）	无治疗史发生早产的风险（%）	*RR*	95%*CI*
＜ 37w	10.7%	5.4%	1.78	1.60 ～ 1.98
＜ 32 ～ 34w	3.5%	1.4%	2.4	1.92 ～ 2.99
＜ 28 ～ 30w	1.0%	0.3%	2.54	1.77 ～ 3.63

不良的产科预后与组织切除的技术或组织消融的技术密切相关（表 7）。

表 7 不同治疗方法在孕 37 周前发生早产的风险

治疗方法	*RR*	95%*CI*
冷刀锥切	2.70	2.14 ～ 3.40
激光锥切	2.11	1.26 ～ 3.54
其他切除方法	2.02	1.60 ～ 2.55
LEEP	1.56	1.36 ～ 1.79
物理消融	1.46	1.27 ～ 1.66

注：*RR*: 相对风险系数。

与没有治疗史的妇女相比，进行过不止 1 次治疗的妇女发生早产的风险为 13.2%，显著高于没有治疗过的妇女（4.1%，*RR*=3.78，95%*CI*：2.65 ～ 5.39），并且随着切除的深度增加，风险也提高（表 8）。

表 8 LEEP 切除宫颈组织的深度与无手术史的妇女发生早产的风险对比

切除的深度	早产风险（%）	*RR*	95%*CI*
≤ 10 ～ 12mm	7.1%	1.54	1.09 ～ 2.18
≥ 10 ～ 12mm	9.8%	1.93	1.62 ～ 2.31
≥ 15 ～ 17mm	10.1%	2.77	1.95 ～ 3.93
≥ 20mm	10.2%	4.91	2.06 ～ 11.68

无手术史的妇女发生早产的风险为 3.4%，患有 CIN 的妇女在治疗前已经妊娠者，发生早产的风险为 5.9%，显著高于普通人群（5.6%，*RR*=1.24，95%*CI*：1.14 ～ 1.35）。在有治疗史的妇女中自然早产、胎膜早破、羊膜炎、低体重出生儿、新生儿进入

ICU 以及围产儿死亡率均明显升高。

41. 妊娠合并 HPV 感染或 CIN 妇女分娩方式的选择

妊娠合并 HPV 感染或 CIN 经阴道分娩还是剖宫产，目前尚有争论。有研究显示，患有 CIN 的妇女妊娠，产后 CIN 的转归取决于分娩方式。日本大阪大学附属医院对 4 例妊娠合并 CIN（早孕期发现 CIN）进行随访，分别于孕中、晚期行 TCT 及阴道镜评价，如果发现病变升级者，则行宫颈活检；对 CIN 病变持续存在者，分娩后 3 个月行细胞学和阴道镜活检，其结果见表 9，提示经阴道分娩有利于 CIN 的逆转（病变逆转：指细胞学在孕期或产后转为正常，分娩后组织检查结果为正常或 CIN 病变的级别下降）。

表 9 分娩方式对产前持续存在 CIN 的影响

组别	逆转病例（%）	无变化或进展病例（%）
经阴道分娩组	24（69%）[a]	11（31%）
剖宫产组	2（25%）	6（75%）[b]

注：[a]：阴道分娩组 CIN，病变逆转率显著高于剖宫产组（$P=0.042$）；[b]：统计学有显著差异（$P=0.042$）。

42. HPV 感染与垂直传播

经阴道分娩 HPV 是否会传染给婴儿或新生儿？这也是临床医生和患者所担心的。目前也是看法不一。Medeiros 等对 HPV

阳性孕妇垂直传播的危险性进行了全面系统的 Meta 分析，其结果显示：在 2111 名孕妇和 2113 名新生儿中，HPV 阳性孕妇增加了垂直传播的风险（$RR=4.8$，$95\%CI$：$2.2 \sim 10.4$），阴道分娩与剖宫产相比增加了新生儿感染 HPV 的风险（$RR=1.8$，$95\%CI$：$1.3 \sim 2.4$），表明新生儿阴道分娩有更高的风险暴露于 HPV 中。

Cason 等的研究也显示，在新生儿、婴儿以及儿童的口腔拭子检查中发现高危 HPV，提示性传播并不是唯一的途径，HPV 还可以通过水平或垂直传播。为了进一步证实 HPV 是否存在母 – 婴垂直传播，对新生儿口腔黏膜 HPV 基因分型与母亲宫颈 HPV 基因分型的相关性进行研究。针对 329 名 HPV 感染的孕妇，对其新生儿、脐血、胎盘采用分子生物学巢式 PCR 进行病毒基因分型的检测、血清 HPV 抗体检测，结果发现：在新生儿口腔黏膜中 HPV-DNA 阳性者为 17.9%，母亲宫颈阳性者占 16.4%，分娩后，母 – 婴配对具有相同 HPV 分型，但这种一致性在产后 2 个月消失。新生儿口腔携带的 HPV 与胎盘 HPV 具有显著的相关性（$OR=14.0$，$95\%CI$：$3.7 \sim 52.2$），这种显著相关性也表现在脐带血与口腔黏膜（$OR=4.7$，$95\%CI$：$1.4 \sim 15.9$），而这种相关性在新生儿出生后 1 个月就消失了。在婴儿血中 HPV 抗体与母亲具有同源性（$OR=68$，$95\%CI$：$20.1 \sim 230.9$），因此，这种母 – 婴间 HPV 基因分型的密切相关性表明了 HPV 在母 – 婴间通过脐血或胎盘的垂直传播。

既然 HPV 可以通过垂直传播给宫内的胎儿，那么其是否会增加自然流产或早产的风险？2016 年发表在丹麦的一篇系统性回顾，有助于我们理解 HPV 感染与妊娠的结局之间的相互关系。在正常足月妊娠中，宫颈 HPV 感染率为 17.5%（95%CI：17.3 ~ 17.7），胎盘组织感染率为 8.3%（95%CI：7.6 ~ 9.1），羊水感染率为 5.7%（95%CI：5.1 ~ 6.3），脐带血感染率为 10.9%（95%CI：10.1 ~ 11.7）。总的估计在自然流产和自然早产中，HPV 的感染率在宫颈（自然流产：24.5%；早产：47%）和胎盘（自然流产：24.9%；早产：50%）都显著地高于正常足月妊娠（$P < 0.05$ 和 $P < 0.0001$）。通过比较也发现 HPV 感染具有明显的人口地方差异性。

43. 男性 HPV 感染与不孕、助孕技术的妊娠结局之间的关系

既然 HPV 感染主要是通过性生活传播的，那么它是否会影响妇女的受孕，精子是否可以成为病毒的载体传递 HPV？对生育能力会产生怎样的影响？

最近的研究证据表明，HPV 感染可以影响妇女的生育、影响助孕技术的成功率。在男性，HPV 感染影响精子的质量，特别是精子的运动。HPV 感染的精子可以将病毒 DNA 传染给卵母细胞，并有可能在以后形成的囊胚中表达。HPV 能促进滋养细胞的凋亡，减少滋养细胞内膜植入的数量，因而从理论上增加了流产的风险。妊娠期间 HPV 的垂直传播会导致病理性的胎膜早

破、自发早产等不良妊娠结局。妇女因为不孕行宫腔内人工授精
(intrauterine insemination，IUI)，HPV 感染降低了妊娠的成功率。
HPV 感染对体外受精（in vitro fertilization，IVF）预后的不良影
响尚缺乏足够的证据。而这些均基于一些体外试验，尚缺乏大量
的流行病学资料。HPV 感染精子后，主要感染在精子的头部，
其影响生育结局的机制目前尚不清楚。对 HPV 感染精子的作用
机制以及在卵母细胞、囊胚中的传播机制的研究有助于我们更好
地解释一些不明原因的不孕和流产。

2016 年一篇最新发表在《Fertil Steril》的一篇关于精子
有无 HPV 感染的不孕夫妇行人工助孕（assisted reproduction
techniques，ART）的生殖预后。所有男性精子均采用荧光原
位杂交技术（fluorescence in situ hybridization，FISH）检测
HPV，根据不同不孕的情况选择 IUI 或卵母细胞质内单精子注射
(intracytoplasmic sperm injection，ICSI)。观察了 226 对不孕夫
妇，结果显示 45 例男性（23.9%）发现精子、脱落细胞或者两者
均有 HPV 感染。在 98 例没有 HPV 感染组，68 例进行了 IUI 或
ICSI；33 例有 HPV 感染的夫妇中 21 例进行了 IUI 或 ICSI，两
组的累积妊娠率分别是 38.4% 和 14.2%。在随诊过程中，发现在
HPV 感染组有较高的流产率，两组分别为 62.5% 和 16.7%。研究
提示男性精子感染 HPV 降低了夫妇自然妊娠或人工助孕的成功
率，提高了流产率。因此，对于不明原因的反复不孕或流产的夫
妇以及准备行人工助孕的夫妇双方均应常规进行 HPV 检测。

44. 准备行 IVF 的妇女发现细胞学异常或 HPV 阳性时，进行胚胎移植应全面考虑

行 IVF 胚胎移植，要经过阴道 – 宫颈这一路径，如果宫颈有 HPV 感染是否会影响胚胎的移植，这个问题一直困惑着临床医生和患者。

意大利母婴健康研究机构进行了一项研究，在妇女取卵之日收集阴道 – 宫颈冲洗液检测 HPV 以及影响胚胎着床的细胞因子：颗粒细胞 – 巨噬细胞集落刺激因子（granulocyte- macrophage colony-stimulating factor，GM-CSF）和颗粒细胞集落刺激因子（granulocyte-colony stimulating factor，G-CSF）。82 例中发现 12 例（15%）HPV（+）。有趣的是，在宫颈 – 阴道液 HPV（+）的妇女中 IVF 活产率是 HPV（-）活产率的 1/2。29 例患者中包括 6 例宫颈 – 阴道液 HPV（+）和 21 例 HPV（-）也同时检测了 GM-CSF 和 G-CSF，发现 GM-CSF 在宫颈 – 阴道液 HPV 阳性组显著低于 HPV（-），而 GM-CSF 在妊娠过程中具有非常重要的作用，在宫颈 – 阴道液中 HPV 阳性组减少可能与 HPV（+）组活产率降低有关。但在 2013 年由北京大学第三医院生殖中心进行的一项回顾性的临床研究显示，3880 例准备 IVF 的妇女，157 例 TCT 异常（4.0%），149 例进行 HPV 试验检测（HC2），112 例（81.2%）进行新鲜胚胎移植。结果发现 HPV 阳性并没有影响 ART 的成功率。提示在 IVF 之前过多时间的治疗 HPV 感染可能

会影响 IVF 的时间进程，特别是一些高龄妇女，因为随着年龄的增长，卵巢功能在下降，后者会大大地影响 IVF 的成功率。

由此可见，HPV 感染的妇女在除外宫颈高级病变的情况下可以根据年龄等全面考虑，平衡治疗 HPV 感染与进行 IVF 的利弊进行选择，同时也要建议男方进行常规的 HPV 检测。

【病例分享】

病例 1：张某，女，39 岁，G0P0，因结婚 5 年未妊娠，准备行 IVF，结果在胚胎移植前查体发现 HPV33 阳性、TCT（-）而就诊，咨询能否进行胚胎移植。

病例 2：于某，女，42 岁，G2P1，备孕二胎（IVF），查体发现 HPV52 阳性、TCT 示 ASCUS，同样是咨询是否能进行 IVF。

【病例点评】

两例患者均为高龄，均为 HPV 感染而纠结下一步该如何选择。两例患者均建议她们进行阴道镜评价，根据阴道镜及病理结果来决定下一步处理方案。第 1 例患者阴道镜及病理未见异常，因此建议尽快做 IVF，并已成功受孕。另 1 例活检病理为 CIN3，已进行了锥切术，并暂时放弃了生二胎的计划。类似这样的病例在临床中时有发生，阴道镜活检是最好的评价方法，低级别的病变如果着急就可以积极助孕，高级别的病变建议先治疗宫颈病变。而最近的研究也显示男性 HPV 阳性对生殖预后有不良影响，因此也建议男方进行精子 HPV 检测，如果均为阳性，告知可能对 ART 产生的不良影响，必要时可以随诊及进一步治疗，待 HPV 阴性再行 ART。

45. 妊娠期发现宫颈癌的处理方案

妊娠期间发现宫颈癌是妇女在妊娠期间最常见的恶性肿瘤，也是医生和患者感到最为窘迫的医学状况。因为这毕竟要面临着生与死的选择。妊娠期间发现宫颈癌最重要的是评价分期，根据不同的分期来决定下一步的处理方案。妊娠期间发现浸润性宫颈癌应根据孕周的大小、宫颈癌的期别决定不同的处理方案（表 10）。

表 10 WHO 关于妊娠合并宫颈癌的诊疗指南

妊娠时间	Ⅰ A1 期和Ⅰ A2 期	Ⅰ B 期和Ⅱ A 期	Ⅱ B 期和Ⅲ期
＜ 12 周	全子宫切除术同非妊娠期	根治性子宫切除，或后装放疗后 2 周之内清空宫内组织，行盆腔外照射	行后装放疗，自发流产并已清空宫内妊娠组织后行盆腔外照射
12 ～ 24 周	全子宫切除术同非孕期	根治性子宫切除，或后装放疗后 2 周之内剖宫死胎，行盆腔外照射	后装放疗后 2 周之内剖宫取出死胎，行盆腔外照射
24 ～ 32 周	等到 32 周：取羊水及类固醇检查胎儿成熟性，处理同＞ 32 周	等到 32 周：取羊水及类固醇检查胎儿成熟性，处理同＞ 32 周	等到 32 周：羊水及类固醇检查胎儿成熟性，处理同＞ 32 周
＞ 32 周	剖宫产术＋全子宫切除术	剖宫产术＋根治性子宫切除术或剖宫产术，待子宫恢复后行全量放疗	剖宫产术，待子宫恢复后行全量照射

但有些情况也非常棘手，有些患者无论怎样也希望生下这个孩子。新辅助化疗对于治疗妊娠期宫颈癌是探索性的创新，也为这些患者带来了生的希望。意大利学者报道了 4 例妊娠期患有浸润性宫颈癌的妇女采用铂类和紫杉醇化疗，所有患者对化疗反应敏感，3 例化疗后在足月剖宫产同时行根治性全子宫切除术，没有并发症发生，随访至今，仍然生存，无疾病复发；1 例死于术后 2 年疾病复发。从首次治疗随访至今（最长随访 63 个月）所有婴儿健康存活。因此，对于妊娠期间患有宫颈癌的治疗尚无标准的治疗方案。新辅助化疗对医生和患者是可以尝试的有效治疗新方法，但无论怎样这毕竟是医生与患者需要共同面对的新挑战，具有一定的风险。

对于在妊娠期间发现早期宫颈癌的妇女是否实施保留生育功能的手术同时又保留孩子？一篇文献回顾了 21 例早期宫颈癌的患者（4 例ⅠA2 期，16 例ⅠB1 期，1 例ⅠB2）在妊娠期间进行了保留生育功能的宫颈根治术，其中 10 例经阴道、11 例经腹。并指出，该手术是妊娠期早期宫颈癌患者的最佳选择，它可以让这些妇女保留生育功能，拥有自己的孩子，实现做母亲的愿望。

46. 早期宫颈癌保留生育功能手术的定义及手术切除范围

宫颈癌是生育年龄妇女常见的恶性肿瘤，随着近年来筛查的普及，晚期宫颈癌的发生率相对减少，但早期宫颈癌的发生率却相对增加，特别是一些年轻女性。对于早期宫颈癌传统的治疗方法是根治性子宫全切术或放疗，这两种方法均会使妇女永久的丧失生育能力。但对于没有生育或希望保留生育能力的早期宫颈癌患者选择保留生育功能的治疗方法确实是一个挑战。还有一种极端情况就是妊娠期间才发现患有早期宫颈癌，这是一个非常窘迫的状况，因为无论是医生还是患者均需要在生和死之间做出抉择，要充分考虑到母亲－肿瘤－胎儿－健康的相互关系。这是一个全球探索性的难题，法国著名妇产科医生 Daniel Dargent 于1994 年开始第一例手术至今，相继有很多相关的文献报道，不乏成功的病例。

早期宫颈癌保留生育功能的手术限定在：微小浸润癌（ⅠA1，ⅠA2）、宫颈浸润癌ⅠB 期且肿瘤包块＜ 2cm。A1 期宫颈癌通过宫颈锥切可以有效地保留患者的生育功能。ⅠA2 期以及ⅠB1 期且肿块＜ 2cm 的妇女保留生育功能需进行根治性宫颈切除术（radical trachelectomy，RT）。根治性宫颈切除术要求切除宫颈、宫颈旁以及阴道上端 2cm，保留子宫以及附件且保留生育功能。对于肿块直径超过 2cm 以及较高级别的组织学类型的妇女则不建议实施该手术。

47. 早期宫颈癌保留生育功能的不同手术方式对预后的影响尚缺乏大样本的循证医学证据

该手术是由法国妇产科医生 Daniel Dargent 率先提出的，被临床医生及患者所接受，并不断地将新的技术融合进去，以期更加充实、完善。经历了这样不同术式的妇女其面临的肿瘤复发的风险以及以后妊娠的产科结局如何也是我们非常关注的。

日本于 2005 年就对年轻的希望保留生育功能的早期宫颈癌患者实施经腹保留生育功能的根治性宫颈切除手术（abdominal trachelectomy，AT）。151 例实施 AT 的患者（89 例行根治性宫颈切除手术，48 例行改良根治性宫颈切除手术，14 例行单纯根治性宫颈切除手术，平均年龄 33 岁）平均术后随诊 61 个月，其中 1 例局部复发，没有死亡病例；61 例患者术后备孕；15 例患者妊娠 21 次，妊娠率为 25%，获得了 15 个婴儿，均为剖宫产，孕周在 23 ～ 37 周，其中 6 例为因胎膜早破而早产。2016 年《Fertil Steril》杂志报道了一篇文献综述，对于宫颈癌 I B 期的妇女实施了经开腹、阴道或腹腔镜等不同术式的保留生育功能手术后，对妇女的生育结果和妊娠预后进行了分析与研究。共有 2777 例妇女进行了这一手术，944 例妇女随后发生了妊娠。总的妊娠率、活产率、早产率分别为 55%、70% 和 38%。提示对于经阴道或采用腹腔镜微创性根治性宫颈切除术的妇女妊娠率较高。也有人将最新的机器人技术引入到早期宫颈癌保留生育功能的手术中，瑞典总结了 2007 年 12 月至 2015 年 4 月多个中心因早期宫颈癌由机器人实施的保留生育手术的妇女围手术期以及术后随诊妊娠等情况。56 例患者（3 例 I A1 期，14 例 I A2 期，39 例 I B1 期）平均年龄 29 岁（23 ～ 41 岁），平均随访 24 个月（1 ～ 89 个月）。

7 例患者由于淋巴结阳性或切缘不净改成根治性全子宫切除或放化疗，在这几例中有 2 例发生了远处转移。49 例完成保留生育的根治性子宫颈切除的患者，2 例发现有局部复发。在 21 例（81%）生育随访组中，17 例怀孕（16 例自然妊娠，1 例 IVF）。16 例（94%）在妊娠晚期分娩，其中 12 例（71%）孕周 ≥ 36 周，1 例（6%）中孕期流产。因此，将机器人引进早期宫颈癌妇女实施保留生育功能的宫颈根治性切除术是安全可行的，具有较高的妊娠率、较低的早产率和可以接受的肿瘤复发率。

2017 年在《Oncotarget》上报道了中国多中心的观察性 Meta 分析研究，评价了早期宫颈癌（early-stage cervical cancer，eCC）患者进行了保留生育功能的手术，并对其之后的妊娠结局及预后进行评价：手术包括宫颈锥切术（cervical conization，CON）和根治性宫颈锥切术伴或不伴有淋巴清扫术、术后妇女妊娠后产科结局等。60 个研究共 2854 例患者，17 个研究为 CON 组，实施宫颈锥切术，伴或不伴有淋巴清扫术；43 个研究为 RT 组，实施根治性宫颈锥切术，伴或不伴有淋巴清扫术。CON 组 375 例患者，其中 176 例（46.9%）为 IA1 期、167 例（44.5%）为 IB1 期；RT 组 2479 例患者，其中 143 例（6.0%）为 I A1 期、299 例（12.1%）为 I A2 期、1987 例（79.9%）为 I B1 期。347 例（92.5%）患者实施了 CON，复发率为 0.4%（95%CI：0.0% ～ 1.4%），死亡率为零，妊娠率为 36.1%（95%CI：26.4% ～ 46.2%），自然流产率为 14.8%（95%CI：9.3% ～ 21.2%），早产率为 6.8%

（95%*CI*：1.5% ～ 15.5%）。2273 例（91.7%）实施了 RT，复发率为 2.3%（95%*CI*：1.3% ～ 3.4%），死亡率为 0.7%（95%*CI*：0.3% ～ 1.1%），妊娠率为 20.5%（95%*CI*：16.8% ～ 24.5%），自然流产率为 24.0%（95%*CI*：18.8% ～ 29.6%），早产率为 26.6%（95%*CI*：19.6% ～ 34.2%）。从以上分析我们发现，对于 I A 期肿瘤的患者两种治疗方法的复发率分别为 0.4%（95%*CI*：0.0% ～ 1.9%）和 0.7%（95%*CI*：0.0% ～ 2.3%），I B 期则分别为 0.6%（95%*CI*：0.0% ～ 2.7%）和 2.3%（95%*CI*：0.9% ～ 4.1%）。提示对于早期宫颈癌实施保留生育功能的手术（CON 或 RT）是可行的，但需要仔细且慎重的分期和选择患者才能成功地保留患者的生育功能并获得正常出生的孩子。CON 手术后的妇女妊娠预后结局好于实施 RT 手术者，但两者的复发率和死亡率相似。

综上所述，尽管不同的手术技术展现了不同的结果，但如何更好地降低妊娠期间的早产发生率、降低妊娠期间并发症的发生率、降低肿瘤的复发将是该术式未来研究发展的方向。

48. 实施早期宫颈癌保留生育功能的医患沟通

对于患有早期宫颈癌并希望保留生育功能的女性而言，术前详尽的沟通、讲述疾病对生命产生的威胁、手术可能发生的并发症以及妊娠的风险等十分重要。需要充分了解国内外对早期宫颈癌新治疗方法的进展以及成功的病例。早期宫颈癌传统的首选治疗方法是根治性子宫全切术。对于 I A2 期的妇女，术后 5 年生存率为 95%；ⅠB1 期的妇女，术后 5 年生存率为 90%。但是，这种永久性的丧失生育能力的治疗方法，包括放疗对于有生育要求的年轻女性来说是残忍的。那么，新的治疗方法效果如何？也是我们最为关注的。

2016 年《Obstetric & Gynecology Science》杂志报道了韩国回顾性分析 2000—2014 年 12 例ⅠA2 期和ⅠB1 期保留生育能力的早期宫颈癌（FIGO 分期）手术后以及产科情况。结果 12 例患者中，91.7% 为ⅠA2 期和ⅠB1 期，7 例为鳞癌（58.3%），平均肿瘤大小为 1.87cm（最大的 4.6cm），2 例（16.7%）肿瘤大于 2cm，6 例（50%）有淋巴血管浸润。1 例手术并发神经性膀胱功能障碍、1 例腹腔积血、1 例感染。33.3% 的患者术后备孕，其中 2 例妊娠并获得健康婴儿。2 例为试管婴儿（IVF-ET）分别于 27.3 周、33.3 周胎膜早破行剖宫产，术后平均随访 4.4 年（1～8 年），没有 1 例复发或死亡。提示腹腔镜根治性子宫颈切除术及盆腔淋巴结清除术可以作为希望保留生育功能的早期宫颈癌患者的治疗方法。

一项发表在《Fertility and Sterilize》杂志上的文章系统性回顾了对ⅠB 期宫颈癌保留生育功能的生殖和妊娠结局进行了分析，总计 2777 例患者接受了保留生育手术，944 例确定妊娠。研究对五种手术操作方案进行了比较 [单纯子宫颈切除 / 锥切、阴式根治性子宫颈切除（Dargent 手术）、开腹根治性子宫颈切除、微创的根治性子宫颈切除、新辅助化疗]，术后的总体妊娠率、活产率和早产率分别为 55%、70% 和 38%。阴式或腹腔镜根治性子宫颈切除和开腹根治性切除相比，妊娠率更高，不同手术方法的活产率类似。接受单纯子宫颈切除 / 锥切的患者与其他手术方案相比，以及新辅助化疗后再行手术的患者与其他保守手术相比，早产率更低。大部分孕中期流产和早产与胎膜早破有关。细节见表 11。

表 11　不同手术方案后生育结局的细节

参数	单纯子宫切除 / 锥切	Dargent 手术	开腹根治性子宫颈切除	微创的根治性子宫颈切除	新辅助化疗	总计
患者数（例）	212	1355	735	314	161	2777
排除患者数（例）	12	150	92	22	13	289
复发数（例）	4	52	28	15	7	106
不育患者数（例）	4	90	93	23	19	229
妊娠次数（例）	103	499	175	74	93	944
孕早期流产（例）	9	67	18	15	12	121
孕中期流产（例）	5	34	8	2	5	54
不确定早期或中期的流产（例）	0	0	11	0	0	11
终止妊娠 / 引产（例）	2	21	1	0	0	24
异位妊娠（例）	1	6	0	0	1	8
继续妊娠（例）	14	18	17	7	4	60

续表

参数	单纯子宫切除/锥切	Dargent手术	开腹根治性子宫颈切除	微创的根治性子宫颈切除	新辅助化疗	总计
早产 22～28 周	1	11	8	6	2	28
29～33 周	3	25	15	5	5	53
34～36 周	0	24	26	12	2	64
不确定孕周	4	60	10	2	2	78
妊娠率 [例/总例（%）]	22/39 (56%)	241/424 (57%)	135/310 (44%)	57/87 (65%)	60/78 (77%)	515/938 (55%)
活产率 [例/总例（%）]	51/69 (74%)	308/460 (67%)	120/310 (68%)	50/64 (78%)	71/93 (76%)	600/861 (70%)
早产率 [例/总例（%）]	8/51 (15%)	113/285 (39%)	59/104 (57%)	25/50 (50%)	11/71 (15%)	216/561 (38%)

2015 年在《Gynecol Oncol》发表了一篇由美国、西班牙、哥伦比亚等四个国家参加的多中心临床研究和综合，评价了ⅠB1期肿瘤直径≥ 2cm 的早期宫颈癌患者实施即刻根治性宫颈切除术或保守型手术后辅以新辅助化疗（neoadjuvant chemotherapy，NACT）后效果及妊娠结局。结果发现：对于肿瘤为 2cm 或超过 2cm 的早期宫颈癌患者实施经阴道根治性宫颈切除术（vaginal radical trachelectomy，VRT）复发率较高，不建议使用，而开腹根治性宫颈切除术（abdominal radical trachelectomy，ART）或腹腔镜根治性宫颈切除术（laparoscopic radical trachelectomy，LRT）对这一期别的手术安全性尚无可推荐性的结论。有些研究者通过新辅助化疗来缩小 2～4cm 的肿块，再试图实施保留生

育功能的手术，但尚无前瞻性及对比性的研究。该研究通过文献回顾，比较了两种方法的预后，对于肿瘤＞2cm、不分肿瘤大小的、新辅助化疗后手术及经阴道手术的保留生育能力的比率为82.7%、85.1%、89%、91.1%。全球的 ART、VRT 的妊娠率分别为 16.2% 和 24%，NACT 后手术的妊娠率为 30.7%，复发率（所有肿瘤大小）：ART、VRT、LRT（肿瘤＞2cm）、NACT 后手术以及 VRT（肿瘤＞2cm）分别是 3.8%、4.2%、6%、7.6% 及17%。因此，对于肿瘤超过 2cm 的患者实施保留生育功能的手术时一定要考虑到预后。

49. 将现代诊疗技术整合到早期宫颈癌的诊断中是降低肿瘤复发以及产科并发症的重要手段

宫颈癌的诊断主要是通过临床查体进行分期，并根据不同的分期来选择相应的治疗方法。因此，分期的准确性、选择恰当合适的最佳治疗方法对降低术后复发、改变预后具有重要的临床价值，特别是对要求保留生育功能的早期宫颈癌。如何将现有数字影像诊断技术整合到我们目前所使用的分期方法中？国际妇产科联盟 2009 年发表的临床分期方法（international federation of gynecology and obstetrics，FIGO）是精准诊断早期宫颈癌，包括其他恶性肿瘤的重要组成部分。已有文献报道术前对于早期宫颈癌患者进行 CT、MRI、PET-CT 可以在术前综合测量肿瘤的大小、有无宫旁浸润、宫颈的长度、是否累积盆壁、周围及远处脏器以及淋巴结、术后的随诊以及评价肿瘤对不同治疗方法的反应，并可以根据影像学综合评价结果以决定切除宫颈组织的大小，能尽可能地减少切除的宫颈组织，以期降低早产等产科并发症的发生。MRI 主要用来评价局部宫颈病变的大小；CT 主要评价有无宫外扩散及转移；PET-CT 能够清楚地显示有无肿瘤的复发和淋巴结转移。

因此，我们期待不久的将来现代影像技术与微创手术的联合为希望保留生育功能的早期宫颈癌患者带来更好的预后。

参考文献

1. Noehr B，Jensen A，Frederiksen K，et al. Depth of cervical cone removed by loop electrosurgical excision procedure and subsequent risk of spontaneous preterm delivery. Obstet Gynecol，2009，114（6）：1232-1238.

2. Sjøborg KD，Vistad I，Myhr SS，et al. Pregnancy outcome after cervical cone excision: a case-control study. Acta Obstet Gynecol Scand，2007，86（4）：423-428.

3. Nøhr B，Tabor A，Frederiksen K，et al. Loop electrosurgical excision of the cervix and the subsequent risk of preterm delivery. Acta Obstet Gynecol Scand，2007，86（5）：596-603.

4. Ueda Y，Enomoto T，Miyatake T，et al. Postpartum outcome of cervical intraepithelial neoplasia in pregnant women determined by route of delivery. Reprod Sci，2009，16（11）：1034-1039.

5. Medeiros LR，Ethur AB，Hilgert JB，et al. Vertical transmission of the human papillomavirus：a systematic quantitative review. Cad Saude Publica，2005，21（4）：1006-1015.

6. Cason J，Mant CA. High-risk mucosal human papillomavirus infections during infancy & childhood. J Clin Virol，2005，32 Suppl 1：S52-58.

7. Koskimaa HM，Waterboer T，Pawlita M，et al. Human papillomavirus genotypes present in the oral mucosa of newborns and their concordance with maternal cervical human papillomavirus genotypes. J Pediatr，2012，160（5）：837-843.

8. Skoczyński M，Goździcka-Józefiak A，Kwaśniewska A. Prevalence of human papillomavirus in spontaneously aborted products of conception. Acta Obstet Gynecol

Scand，2011，90（12）：1402-1405.

9. Comar M，Monasta L，Zanotta N，et al. Human papillomavirus infection is associated with decreased levels of GM-CSF in cervico-vaginal fluid of infected women. J Clin Virol，2013，58（2）：479-481.

10. Yang R，Wang Y，Qiao J，et al. Does human papillomavirus infection do harm to in-vitro fertilization outcomes and subsequent pregnancy outcomes？ Chin Med J（Engl），2013，126（4）：683-687.

11. Pereira N，Kucharczyk KM，Estes JL，et al. Human Papillomavirus Infection，Infertility，and Assisted Reproductive Outcomes. J Pathog，2015，2015：578423.

12. Garolla A，Engl B，Pizzol D，et al. Spontaneous fertility and in vitro fertilization outcome：new evidence of human papillomavirus sperm infection. Fertil Steril，2016，105（1）：65-72.

13. Schillaci R，Capra G，Bellavia C，et al. Detection of oncogenic human papillomavirus genotypes on spermatozoa from male partners of infertile couples. Fertil Steril，2013，100（5）：1236-1240.

14. Koskimaa HM，Waterboer T，Pawlita M，et al. Human papillomavirus genotypes present in the oral mucosa of newborns and their concordance with maternal cervical human papillomavirus genotypes. J Pediatr，2012，160（5）：837-843.

15. Ambühl LM，Baandrup U，Dybkær K，et al. Human Papillomavirus Infection as a Possible Cause of Spontaneous Abortion and Spontaneous Preterm Delivery. Infect Dis Obstet Gynecol，2016，2016：3086036.

16. Morice P, Uzan C, Gouy S, et al. Gynaecological cancers in pregnancy. Lancet, 2012, 379: 558-569.

17. Okugawa K, Kobayashi H, Sonoda K, et al. Oncologic and obstetric outcomes and complications during pregnancy after fertility-sparing abdominal trachelectomy for cervical cancer: a retrospective review. Int J Clin Oncol, 2017, 22 (2): 340-346.

18. Bentivegna E, Maulard A, Pautier P, et al. Fertility results and pregnancy outcomes after conservative treatment of cervical cancer: a systematic review of the literature. Fertil Steril, 2016, 106 (5): 1195-1211.

19. Johansen G, Lönnerfors C, Falconer H, et al. Reproductive and oncologic outcome following robot-assisted laparoscopic radical trachelectomy for early stage cervical cancer. Gynecol Oncol, 2016, 141 (1): 160-165.

20. Zhang Q, Li W, Kanis MJ, et al. Oncologic and obstetrical outcomes with fertility-sparing treatment of cervical cancer: a systematicreview and meta-analysis. Oncotarget, 2017, doi: 10.

21. Căpîlna ME, Szabo B, Becsi J, et al. Radical Trachelectomy Performed During Pregnancy: A Review of the Literature. Int J Gynecol Cancer, 2016, 26 (4): 758-762.

22. Ilancheran A, Low J, Ng JS. Gynaecological cancer in pregnancy. Best Pract Res Clin Obstet Gynaecol, 2012, 26 (3): 371-377.

23. Kyrgiou M, Athanasiou A, Paraskevaidi M, et al. Adverse obstetric outcomes after local treatment for cervical preinvasive and early invasive disease according to cone depth: systematic review and meta-analysis. BMJ, 2016, 354: 3633.

24. Rema P, Ahmed I. Conservative Surgery for Early Cervical Cancer. Indian J Surg Oncol, 2016, 7 (3): 336-340.

25. Quinn MA, Benedet JL, Odicino F, et al. Carcinoma of the cervix uteri. FIGO 26th Annual Report on the Results of Treatment in Gynecological Cancer. Int J Gynaecol Obstet, 2006, 95 Suppl 1: S43-103.

26. Yoo SE, So KA, Kim SA, et al. Surgical and obstetrical outcomes after laparoscopic radical trachelectomy and pelvic lymphadenectomy for early cervical cancer. Obstet Gynecol Sci, 2016, 59 (5): 373-378.

27. Pareja R, Rendón GJ, Vasquez M, et al. Immediate radical trachelectomy versus neoadjuvant chemotherapy followed by conservative surgery for patients with stage IB1 cervical cancer with tumors 2cm or larger: A literature review and analysis of oncological and obstetrical outcomes. Gynecol Oncol, 2015, 137 (3): 574-580.

28. Bentivegna E, Maulard A, Pautier P, et al. Fertility results and pregnancy outcomes after conservative treatment of cervical cancer: a systematic review of the literature. Fertil Steril, 2016, 106 (5): 1195-1211

29. Ricci C, Scambia G, De Vincenzo R. Locally Advanced Cervical Cancer in Pregnancy: Overcoming the Challenge. A Case Series and Review of the Literature. Int J Gynecol Cancer, 2016, 26 (8): 1490-1496.

30. Bourgioti C, Chatoupis K, Moulopoulos LA. Current imaging strategies for the evaluation of uterine cervical cancer. World J Radiol, 2016, 8 (4): 342-345.

患有 HPV 感染或宫颈病变的妇女避孕方法的选择

HPV 感染是目前已经明确导致宫颈癌前病变、宫颈癌的主要病因之一，没有 HPV 感染就没有宫颈癌。HPV 感染主要是通过性传播，对于正患有 HPV 感染或宫颈病变的妇女如何避孕？以及曾经有过 HPV 感染或宫颈病变治疗过的妇女如何避孕？为此，有些妇女选择了绝对禁欲。

50. 避孕套是目前唯一可以提供的 MPT 产品

全球范围内，女性面临性和生殖健康（sexual and reproductive health，SRH）风险包括非意愿妊娠和性传播疾病（sexually transmitted infections，STIs），HIV 也在内。整合多种预防途径为一体的技术（multipurpose prevention technologies，MPTs）来防止两种及两种以上的 SRH 风险。男性和女性避孕套被誉为是目前唯一可以提供的 MPT 产品，当然，还有一些其他的 MPT 产品正在研发中。通过调查 HIV 的流行情况、单纯疱疹病毒 2 型（HSV-2）、HPV 以及没能满足妇女对选用避孕方法的需求比例来研究 MPT 的作用。结果显示，对 MPT 技术推进策略、管理方法的引入具有重要的作用和意义，特别是从全球角度来监管防治 STI 的重要性，MPT 能有效地降低妇女两种及两种以上的 SRH 风险。

51. 长期服用口服避孕药者是 HPV 感染、宫颈病变的高危人群

首先来看最新的一篇研究报道：2016 年在《Genet Mol Res》杂志报道了南美（巴西）关于 HPV 流行、不同 HPV 分型的分布以及发生 HPV 感染妇女的危险因素，结果发现了 20 种 HPV 基因亚型（HPV6、HPV11、HPV16、HPV31、HPV33、HPV35、HPV39、HPV52、HPV53、HPV54、HPV58、HPV61、HPV62、HPV66、HPV70、HPV72、HPV81、HPV82、HPV83、HPV84），且多个性伴侣以及长期服用复方口服避孕药是发生 HPV 感染的高危因素。那么为什么口服避孕药会增加 HPV 感染的机会？多个性伴侣会增加 HPV 相互感染的机会，特别是这些妇女在不使用避孕套没有屏障保护的情况下，而口服避孕药避孕的妇女在性生活时，同时使用避孕套的情况就更少。这也就提示我们长期服用口服避孕药的妇女，性生活时有更多的机会暴露

在 HPV 下，增加了 HPV 感染的机会。同时，长期服用口服避孕药，其中的孕激素成分也会起到免疫抑制的作用，降低了机体的免疫力和清除病毒的能力，容易发生持续 HPV 感染，导致宫颈癌前病变甚至宫颈癌的发生。所以，长期服用口服避孕药的妇女是 HPV 感染、宫颈病变的高危人群，应定期检查 TCT 和 HPV。

世界各国预防子宫颈癌发生的主要研究集中在分析哪些因素会增加子宫颈癌的发生机会。英国科学家对 26 个国家（发达国家和发展中国家）16 573 名宫颈癌患者和 35 509 名非宫颈癌患者所做的 24 项临床相关研究结果进行了系统性评估，以确定在使用口服避孕药和宫颈癌之间是否有着一定的联系。评估结果表明，与那些从不服用口服避孕药的妇女相比，长期服用复方口服避孕药的妇女特别是服用 5 年以上者，其发生宫颈癌的风险增加了 2 倍。口服避孕药使用超过 5 年，但停药已经超过 10 年者，其发生宫颈癌的风险显著下降并和从没有使用口服避孕药者发生宫颈癌的风险相同。

52. 长期服用口服避孕药会增加宫颈癌发生的风险

长期服用口服避孕药的妇女多为育龄期且相对性生活比较活跃，同时性生活时又很少采用屏障避孕（如避孕套），这样就会使宫颈有更多的机会暴露在 HPV 下并发生 HPV 感染。如果长期免疫力低下，机体清除病毒的能力降低，病毒逃脱了机体细胞的免疫清除，则会导致 HPV 的转录与复制，发生持续 HPV 感染，导致宫颈上皮细胞的不典型增生——癌前病变，甚至癌变（发生机制见图 6）。HPV 感染和发病的时间长短变化较大，可以从数周到数年不等。因此，长期服用口服避孕药的妇女是宫颈病变发生的高危人群，应做好全面的评估和咨询，定期随诊细胞学或HPV 检测。

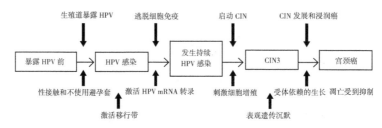

[图片引自：Goodhill A，Green J，Peto J，et al. Cervical cancer and hormonal contraceptives: collaborative reanalysis of individual data for 16，573 women with cervical cancer and 35，509 women without cervical cancer from 24 epidemiological studies. Lancet，2007，370（9599）：1609-1621.]

图6　宫颈上皮内瘤变发生的自然史及影响其发生发展简略图

从口服避孕药会增加宫颈癌发生的相关性进一步从分子生物学角度来研究发生的机制中发现，*MDM2* 基因是抑制蛋白 P53 的主要负调节因子，*MDM2* 基因的多态性能干扰细胞增殖的调节。HSIL 与对照相比，HSIL 与 LSIL 相比，使用口服避孕药与 MDM2 变异显著相关，提示 MDM2 可能是用来评价 LSIL 向 HSIL 发展的重要标志物。此外，研究也显示，口服避孕药本身并不影响宫颈病变的发生与发展，但其与 MDM2、HPV 感染三者协同作用的结果对 CIN 的发生发展具有促进作用。

53. LNG-IUD 与 Cu-IUD 相比，降低了高危型 HPV 清除的能力，提高了 HPV 的易感性

长期带有宫内节育器的妇女，性生活时也会增加暴露在无屏障防护的状况下，那么是否会增加 HPV 感染的机会呢？2014 年报道了一篇关于宫内节育器与 HPV 感染的相关性研究，其中 150 例妇女放置含有金属铜宫内节育器（Cu-IUD），152 例放置含有左旋炔诺酮的宫内节育器（LNG-IUD）。在放置 IUD 前，已发现有 66 例感染高危 HPV（Cu-IUD 组有 30 例，LNG-IUD 组有 36 例），两组平均随访了（364.1±26.3）天和（357.2±29.7）天。其中在 Cu-IUD 组，21 例（70%，95%CI：53.6～86.4%）清除了病毒感染，在 LNG-IUD 组，15 例（42%，95%CI：25.6～57.8%）清除了病毒感染，两组相比差异显著（P=0.04）。在 Cu-IUD 组，仅有 2 例（1.7%）为新的高危 HPV 感染；在 LNG-IUD 组，有 8 例（6.9%，P=0.056）。研究提示含有 LNG-IUD 与含有 Cu-IUD 相比，降低了高危型 HPV 的清除能力，提高了 HPV 的易感性。有关发生机制有待于进一步研究。

参考文献

1. Schelar E，Polis CB，Essam T，et al. Multipurpose prevention technologies for sexual and reproductive health：mapping global needs for introduction of new preventive products. Contraception，2016，93（1）：32-43.

2. Santos Filho MV，Gurgel AP，Lobo CD，et al. Prevalence of human papillomavirus（HPV），distribution of HPV types，and risk factors for infection in HPV-positive women. Genet Mol Res，2016，15（2）. Doi：10.

3. Goodhill A，Green J，Peto J，et al. Cervical cancer and hormonal contraceptives: collaborative reanalysis of individual data for 16，573 women with cervical cancer and 35，509 women without cervical cancer from 24 epidemiological studies. Lancet，2007，370（9599）：1609-1621.

4. Amaral CM，Cetkovská K，Gurgel AP，et al. MDM2 polymorphism associated with the development of cervical lesions in women infected with Human papillomavirus and using of oral contraceptives. Infect Agent Cancer，2014，9：24.

5. Lekovich JP，Amrane S，Pangasa M，et al. Comparison of human papillomavirus infection and cervical cytology in women using copper-containing and levonorgestrel-containing intrauterine devices. Obstet Gynecol，2015，125（5）：1101-1105.

HPV 疫苗的现状与进展

　　宫颈癌是目前唯一一个明确病因的妇科恶性肿瘤。HPV 感染病因的明确，为减少宫颈癌的发生，甚至在不久的将来彻底消灭宫颈癌带来了希望。为什么可以这么说，就是因为针对 HPV 感染的这一病因已经研发出了 HPV 疫苗并在世界范围内广泛应用。如同脊髓灰质炎病毒疫苗（俗称小儿麻痹症糖丸）的出现，经过半个多世纪，中国以至于全世界几乎消灭了脊髓灰质炎（小儿麻痹症）。因此，2007 年美国免疫实践咨询委员会（advisory committee on immunization practices，ACIP）报告中指出，生殖道 HPV 感染是美国最常见的性传播疾病，每年约有 620 万的新感染病例，大多数感染没有任何临床症状而且是自限性的（自然痊愈），只有高危病毒导致持续性感染才有可能导致宫颈癌。HPV 感染可以导致生殖道湿疣以及肛门 – 生殖器的癌症。多年来由于巴氏涂片的广泛常规筛查，宫颈癌的发生率显著下降。然而，仅 2007 年间估计有 11 000 例妇女诊断为宫颈癌，3700 例死于宫颈癌，还有一些国家宫颈筛查并不是常规项目。宫颈癌是妇女最常见的癌症之一，如何预防和降低宫颈癌的发生是当今全世界的主要健康问题，HPV 疫苗的出现为广大妇女预防 HPV 感染、降低宫颈癌的发生带来了福音。

2006 年 6 月 HPV（HPV6、HPV11、HPV16、HPV18）四价重组疫苗——Gardasil4 在美国和欧盟获准上市。2006 年澳大利亚是全球第一批启动实施免费 HPV 疫苗免疫接种的国家之一，其在 12 ～ 26 岁女性中接种 HPV 疫苗，覆盖率达到 70%。那一年，恰好笔者作为访问学者在澳大利亚墨尔本皇家妇产医院参加了这一研究项目。2007 年二价 HPV 疫苗（Cervarix）、2014 年九价 HPV 疫苗（Gardasil 9）相继上市并广泛应用。目前用于预防性的疫苗主要有 Gardasil 和 Cervarix 两种。截至目前，二价 HPV 疫苗已经在 100 多个国家获得使用许可，超过 1.2 亿剂的 HPV 疫苗得到使用，并被世界卫生组织列为预防宫颈癌和其他 HPV 相关疾病的一线疫苗，将 HPV 疫苗接种纳入国家预防免疫接种项目中。因此，我们可以借鉴全球大量的关于接种疫苗的长期安全性、有效性及交叉免疫的保护效应的研究报道。这些临床试验的研究结果显示，在性生活开始前免疫接种的青春期女孩与成年女性相比，可获得更高的免疫效应，因此建议接种 HPV 疫苗最佳的时间是在开始性生活之前的青少年及年轻女性。最近还在开展仅接种 2 个剂量或 1 个单剂量 HPV 疫苗的安全性和有效性的临床试验研究，以期望 HPV 疫苗能以更简易、更方便的方式让更多的人群受益。

时隔 10 年，2016 年 7 月 18 日 HPV 二价疫苗终于经过近 8 年之多的试验、审批过程获得中国国家药品监督管理局的批准并可以在中国大陆使用，初步在今年即 2017 年能够上市。也许有人会问美国二价 HPV 疫苗已经基本退出美国市场，而我们则引进别人淘汰的疫苗，其疗效是否存在问题？其实大可不必担心，接种二价疫苗同样可有效预防高危 HPV 感染，特别是致癌性较强的 HPV16 及 HPV18，而且还可以较强地诱发非疫苗所含的其他高危病毒的交叉免疫活性。通过下文的比较，就可以了解不同类型效价疫苗的差别了。

54. HPV 疫苗的作用机制

HPV 疫苗分为预防性 HPV 疫苗和治疗性 HPV 疫苗。预防性 HPV 疫苗是人类第一个用于预防恶性肿瘤的疫苗，由于 99% 的宫颈癌都与 HPV 感染有关，预防性 HPV 疫苗能有效地预防 HPV 感染的传播及有效地降低宫颈癌的发生率。因此，HPV 疫苗又称为宫颈癌疫苗。

预防性 HPV 疫苗的作用机制：HPV 具有组织嗜性，在特定的黏膜上皮优先复制，而 HPV 感染所致的损伤仅限于上皮内、基底膜之上，循环系统或淋巴免疫系统中没有 HPV 抗原，它也不会激发强有力的炎症反应，这使得人体免疫系统难以启动潜在的特异性免疫应答而根除 HPV 感染。预防性 HPV 疫苗的目标是提供 HPV-L1 衣壳蛋白抗原来刺激机体产生中和抗体从而阻止 HPV 感染上皮细胞，HPV 疫苗产生的抗体可以有效地防止 HPV 感染，但无法杀死 HPV 已感染的细胞。

55. 预防性 HPV 疫苗的种类及差别

目前已经上市的 HPV 疫苗有两种，一个是有默克公司（Merck）的 Gardasil 四价疫苗和葛兰素史克公司（Glaxo SmithKline）生产的 Cervarix 二价疫苗。这两种疫苗已经在 100 多个国家和地区上市，全球的使用率也达到了千万例。中国批准上市的是葛兰素史克公司的二价 HPV 疫苗。Cervarix 二价疫苗在昆虫细胞（粉纹夜蛾）中采用杆状病毒表达载体系统和佐剂系统 04（单磷酸酯 A 和氢氧化铝盐），其可以产生 HPV16 和 HPV18 的病毒样颗粒（virus-like particles，VLP）。Cervarix 二价疫苗是针对高危病毒 HPV16 和 HPV18 的疫苗。Gardasil 是四价疫苗，在酵母细胞（酿酒酵母）中采用非晶体羟基磷酸盐铝盐佐剂，其可以产生 HPV6、HPV11、HPV16、HPV18 的 VLP，主要是针对高危病毒 HPV16 和 HPV18、低危病毒 HPV6 和 HPV11。高危病毒主要与宫颈癌有关，低危病毒主要与外阴尖锐湿疣等病变有关。九价 HPV 疫苗针对 HPV6、HPV11、HPV16、HPV18、HPV31、HPV33、HPV45、HPV52、HPV58。

56. HPV 疫苗接种的年龄和时间

HPV 疫苗接种的年龄是 9 岁以后即可，推荐的年龄为 11 ～ 12 岁，在没有开始性生活之前。HPV 疫苗分 3 针接种，总共注射时间为 6 个月，不建议把这 3 针的时间拖得过长，如果时间特别长的话，就可能会导致医疗保护作用降低。Cervarix 二价疫苗在 0 个月、1 个月、6 个月这 3 个月各注射一针。Gardasil 四价疫苗分别在 0 个月、2 个月、6 个月各注射一针。如果在这 6 个月当中错过了其中的一次剂量，医疗机构会按照具体的情况，告诉你什么时候补上错过的剂量。以下为不同 HPV 疫苗种类一览表（表 12）。

表 12　不同种类 HPV 疫苗比较一览表

信息	二价 HPV 疫苗	四价 HPV 疫苗	九价 HPV 疫苗
中文名	二价卉妍康	四价加卫苗	九价加卫苗
英文名	Cervarix	Gardasil4	Gardasil9
生产厂家	葛兰素史克公司（GlaxoSmithKline）	默克公司（Merck）	默克公司（Merck）
病毒种类	HPV（16/18）	HPV（6/11/16/18）	HPV(6/11/16/18/31/33/45/52/58)
接种年龄及人群	仅用于 9 ～ 25 岁的女性	用于 9 ～ 26 岁的女性和男性	用于 9 ～ 26 岁的女性和男性
国内是否有	2016 年进入中国	无	无
接种时间间隔	0 个月、1 个月、6 个月，共 3 个剂量	0 个月、2 个月、6 个月，共 3 个剂量	0 个月、2 个月、6 个月，共 3 个剂量
不良反应	红、肿、痛	红、肿、痛	红、肿、痛、发热、头痛

注：病毒种类分别为：HPV6、HPV11、HPV16、HPV18、HPV31、HPV33、HPV45、HPV52、HPV58。

57. 注射 HPV 疫苗之前的注意事项

注射 HPV 疫苗需要注意以下事项：①对于过敏体质的人群，特别是对疫苗有过过敏史的，一般不建议接种疫苗，包括 HPV 疫苗。②对酵母过敏的人群也不适合注射四价 HPV 疫苗。③有一些人在注射第一针后有过敏反应，也不建议继续注射另外两针。④在怀孕期间不宜接种 HPV 疫苗。⑤月经期是可以接种疫苗的。⑥ HPV 疫苗注射之前，不需要常规检测是否有 HPV 感染。⑦比较常见的为局部注射部位的红、肿、痛反应，也有报道，个别人注射后会出现全身酸痛、低热、胃肠道恶心等不良反应，但基本为一过性的。⑧接种疫苗时患感冒、发烧等疾患，暂不接种。

58. HPV 疫苗接种和宫颈癌筛查的关系

接种任何一种 HPV 疫苗，无论二价和四价抑或九价 HPV 疫苗只能用来预防宫颈癌，并不是接种疫苗以后就万事大吉，认为没有发生 HPV 感染和宫颈癌的风险。疫苗只是大大降低了由这几种常见高危病毒感染所引起的宫颈癌发生的风险，它仅是一级预防，并不能预防所有 HPV 感染及其所致的宫颈癌。而且这些疫苗主要针对的人群为 9 ～ 25 岁的年轻女性。其他年龄段的女性还是主要靠宫颈癌的筛查。宫颈癌筛查是二级预防，主要针对 21 岁以上的女性或者有性生活 3 年以上的女性，至少每 2 ～ 3

年做一次宫颈细胞学或 3～5 年一次 HPV 的宫颈筛查，即使接种了 HPV 疫苗的妇女也要常规检查。

【病例分享】

林某，29 岁，未婚，G1P0。发现宫颈病变要求进一步治疗于 2017 年 1 月 12 日入院。患者既往月经规律，做过 1 次人工流产术，体外排精避孕。曾于 2012 年在香港注射过二价 HPV 疫苗，当时尚未有过性生活。之后曾有过 3 个性伴侣。未曾进行过宫颈癌的筛查。于 2016 年 11 月底单位体检，TCT 检查结果为：HSIL、HPV52 阳性，阴道镜活检为 CIN3。因此选择 LEEP 手术治疗。

【病例点评】

该例患者就是认为自己接种过 HPV 疫苗，就不可能被 HPV 感染，因此，在以后的性生活中没有进行有效的屏障避孕和防护，也没有进行必要的体检。4 年后单位组织体检时才发现 HPV 感染，TCT 示 HSIL。惨痛的经验教训告诫我们注射 HPV 疫苗后，仍需要自我保护，仍需要定期进行宫颈癌的筛查。

59. 关注两种 HPV 疫苗的研究进展

由 42 个国家组成的多中心国际研究组织对二价 HPV 疫苗（Cervarix，GSK 公司）以及四价 HPV 疫苗（Gardasil，Merck 公司）接种 18～45 岁健康妇女的免疫性和安全性进行观察的单盲研究。

1106 名妇女按照年龄分组（18～26 岁，27～35 岁，36～45 岁）、1：1 的配比随机分别接种两种不同的疫苗——Cervarix（0 个月，1 个月，6 个月）或 Gardasil（0 个月，2 个月，6 个月），这些妇女疫苗接种前 HPV-DNA 以及血清 HPV 抗体均为阴性。从首次接种后的 7 个月，除了 Gardasil 组的年龄在 27～35 岁的 2 例没有出现 HPV18 抗体的血清转化外，其余所有妇女体内抗 HPV16、HPV18 中和抗体均转为阳性 [测量方法为假病毒中和试验（pseudovirion-based neutralization assay，PBNA）]。在所有不同的年龄段中，Cervarix 组血清中 HPV16 中和抗体滴度是 Gardasil 组的 2.3～4.8 倍，HPV18 中和抗体的滴度 Cervarix 组是 Gardasil 组的 6.8～9.1 倍。研究显示 Cervarix 组在所有的年龄组中诱导的血清中和抗体的滴度显著高于 Gardasil 组。Cervarix 组宫颈阴道分泌物中抗 HPV16、HPV18 的中和抗体以及血清循环中 HPV16、HPV18 特异性记忆型 B 淋巴细胞的阳性率比例均显著高于 Gardasil 组，但 Cervarix 组不良反应稍高，主要是局部注射部位的不良反应。两组疫苗均有较好的可接受性和耐受性，两组完成 3 个剂量注射人群相似，占 84%。但对于两种疫苗接种后出现的免疫放大效应的差异机制尚不清楚，有待于进一步的研究。另一项于 2011 年发表的关于预防性 HPV 疫苗的Ⅲ期临床研究中显示，二价疫苗与四价疫苗相比，二价疫苗的 HPV16 中和抗体滴度升高了 2.4～5.8 倍，HPV18 中和抗体滴度升高了 7.7～9.4 倍。

60. 四价 HPV 疫苗的安全性和有效性

2006 年 6 月 8 日四价 HPV 疫苗获得 FDA 的使用许可证，2007 年由美国免疫实践咨询委员会（advisory committee on immunization practices，ACIP）率先提出并推荐使用。Gardasil 是四价疫苗，是由 HPV 的主要衣壳蛋白 L1 组成，采用的重组 DNA 技术在酵母菌（酿酒酵母）中采用非晶体羟基磷酸盐铝盐佐剂产生类 HPV 病毒的非感染性病毒颗粒表达病毒蛋白 L1。四价疫苗即为含有 4 种类型的 HPV（HPV6、HPV11、HPV16、HPV18）的 VLP 蛋白及铝佐剂组成的混合物制剂。临床试验已经证明四价 HPV 疫苗能高度有效地预防没有感染过 HPV6、HPV11、HPV16、HPV18 四种病毒的妇女的持续 HPV 感染，特别是这四种病毒引起的宫颈癌前病变、外阴和阴道癌前病变、生殖道湿疣等。没有发现在接种四价 HPV 疫苗后发生该四类 HPV 感染。但是，妇女在接种前已经感染了一种或几种疫苗中所含有的病毒类型，仍具有预防和免疫该疫苗中所含有的其他类型 HPV 的功能。一项为期 4 年的四价 HPV 疫苗临床研究（女性 17 622 人，年龄 16 ～ 26 岁）显示，该疫苗可以有效地防止 HPV6、HPV11、HPV16、HPV18 引起的病变发展。96% 为 CIN1，100% 为 VIN1、VAIN1，99% 为尖锐湿疣。但是，针对疫苗所含病毒类型以外的 HPV 类型，四价疫苗的保护效应下降，无论针对何种 HPV 类型，其保护 HPV 感染所致的宫颈癌、外阴癌、阴道上皮内瘤变和湿疣的有效率分别为 30%、75%、48% 及 3%，这表明四价疫苗对其他 HPV 具有较低的交叉免疫反应性。因此，接种疫苗并不能取代常规宫颈癌的筛查，接受 HPV 疫苗免疫接种的妇女仍需要每年进行宫颈癌的筛查，这一点非常重要。

61. 九价 HPV 疫苗的安全性和有效性

作为当下最新的 HPV 疫苗——九价疫苗，其抗 HPV 的种类在四价的基础上又增加了 5 种高危病毒 HPV6、HPV11、HPV16、HPV18、HPV31、HPV33、HPV45、HPV52、HPV58。那么其不良反应是否会增加？一项由 16 个国家参加的 7 项关于九价 HPV 疫苗安全性的 III 期临床研究，接种人群为 9 ～ 26 岁的年轻男、女共 15 000 人，入组时均排除妊娠，注射期间发现 2500 例妊娠，一直随访到妊娠终止。结果显示，最常见的不良反应就是局部接种部位的红、肿、痛，全身不良反应为头痛、发热，总的不良反应发生率为 5%。注射局部不良反应的发生率高于四价 HPV 疫苗，大多数为轻至中度，7 例死亡，但与疫苗接种无关。妊娠期相关的不良反应与未注射妊娠人群发生情况一样，提示九价 HPV 疫苗安全有效，可以被广泛应用。

62. 接种二价 HPV 疫苗或四价 HPV 疫苗对其诱发的非疫苗所含的其他高危病毒的交叉免疫活性的差别

一项由 35 个单位组成的多中心研究比较了接种二价 HPV 疫苗（HPV16、HPV18 疫苗，GlaxoSmithKline 公司）和四价 HPV 疫苗（HPV6、HPV11、HPV16、HPV18 疫苗，Merck 公司）后对非疫苗所含的其他高危病毒如 HPV31、HPV45 的免疫保护作用。这项研究中入组前其 HPV-DNA 及血清学检测 HPV 抗体均为阴性才进行疫苗接种，抗体滴度测量采用中和试验（pseudovirion-based neutralization assay，PBNA）以及酶联免疫吸附试验（enzyme-linked immunosorbent assay，ELISA），抗体几何平均滴度为单位（geometric mean antibody titers，GMTs）。首次接种后 24 个月，PBNA 测量方法显示，两组血清学抗 HPV31 抗体滴度阳性率相似，但对 HPV45，在二价 HPV 疫苗组血清抗体阳性滴度（13.0% ～ 16.7%）有高于四价 HPV 疫苗组（0 ～ 5.0%）的倾向，而 ELISA 没有提示。比较两组疫苗对诱导的 HPV31、HPV45 交叉免疫记忆 B 淋巴细胞的反应以及反应性 T 细胞的比例，在二价 HPV 组均高于四价 HPV 组。因而提示两种疫苗均能提供疫苗以外的高危病毒的免疫活性，二价疫苗诱导的 T 细胞免疫应答反应更高。

因此，可以看到，接种二价 HPV 疫苗所激发的机体对 HPV 的抵抗作用并不仅限于 HPV16、HPV18，其抗 HPV 感染的效应已远远高出疫苗本身所含有的 HPV 亚型。

63. 对曾经接种过 3 个完整剂量的四价 HPV 疫苗的年轻女性再接种九价 HPV 疫苗的反应

美国疾病预防控制中心免疫实践咨询委员会和美国妇产科学院推荐对 9 ～ 26 岁女性进行疫苗接种，对于已完成 3 个疗程四价或二价 HPV 疫苗接种者，不常规推荐再使用九价 HPV 疫苗。对于刚开始接种 HPV 疫苗女性患者，可继续进行其他任何 HPV 疫苗产品。鉴于 HPV 疫苗的高度保护作用及与未接种疫苗女性病毒感染的风险，符合条件者应当及时进行疫苗接种。目前许多妇女可能已获得了 HPV 感染，故当前宫颈癌筛查仍是预防宫颈癌的最好方法，且建议对已接种 HPV 疫苗者也要常规进行筛查。

一项涉及 7 个国家多中心对曾经接种过 3 个完整剂量的四价 HPV 疫苗的女性再次接种九价 HPV 疫苗的安全性、可接受和免疫效果进行了多中心的双盲研究。接种人群为曾经接种过四价 HPV 疫苗的 12 ～ 26 岁的年轻女性。研究对象被随机分成两组，一组（618 人）在第 1 天、第 2 个月、第 6 个月分别接种九价 HPV 疫苗 1 个剂量；另一对照组（306 人）则在相应的时间接种生理盐水。结果显示，在开始接种后随访的 5 天内，接种九价 HPV 疫苗组妇女发生局部注射部位不良反应的发生率 (91.1%)显著高于对照组（43.9%）；在接种后的 1 ～ 15 天，全身不良反应的发生率：疫苗组为 30.6%，对照组为 25.9%，两组分别有 1 例发生与疫苗有关的严重并发症。因为不良反应不继续接种的很少，疫苗组为 0.5%，对照组为零。在接种第 3 个剂量后的 4

周，接种组 98% 的血清抗体——抗 HPV31、HPV33、HPV45、HPV52、HPV58 为阳性，抗体滴度显著升高。抗体血清滴度升高，在曾经接种过四价 HPV 疫苗组的妇女显著高于没有接种过四价疫苗组，但机制不清。结论为对青春期女孩以及 12～26 岁曾经接种过四价 HPV 疫苗的年轻女性再次接种九价 HPV 疫苗是安全的且耐受性好，可产生较高的免疫性。

64. 有过 HPV 感染或患有宫颈病变的妇女注射 HPV 疫苗没有作用

　　经常会有患有宫颈病变或 HPV 感染的患者经过治疗痊愈后，会咨询是否可以注射疫苗，以免再次感染。美国国家癌症研究所哥斯达黎加 HPV 疫苗试验组（costa rica HPV vaccine trial，CVT 组）就这一问题由 21 家机构参加了多中心临床研究，1711 名妇女（18～25 岁）患有高危型 HPV 感染，311 名因宫颈癌前病变进行了手术治疗并接受了 HPV16、HPV18 疫苗。参加者随机分成 HPV 疫苗组或甲肝疫苗组进行 3 次注射，为期 6 个月，每年随诊 1 次，对于随诊期间发现的 HSIL 和持续 LSIL 的进行阴道镜检查，根据临床指征选择 LEEP 治疗。治疗后采用细胞学和 HPV 检测随诊，在接种 HPV 疫苗时已有 HPV 感染者，观察病毒清除情况、细胞学的改变以及组织学改变。因 CIN 已经治疗过的妇女，关注单次和持续 HPV 感染、SIL 以及 CIN2 或更高级别病变的发生情况。结果显示，接种疫苗时已有 HPV 感染的妇女平均随访 56.7 个月，接受治疗的随访 27.3 个月，没有证据提示接种疫苗能有效地提高已经存在的 HPV 感染的病毒清除率或者改善细胞学或组织学的异常，疫苗对 HPV16、HPV18 清除的有效性以及阻止 HPV16、HPV18 引起的感染到宫颈 CIN2 或更高级别的发展有效性分别为 -5.4% (95%CI：-19 ~ 10) 和 0.3% (95%CI：-69 ~ 41)。在所有治疗的女性中，34.1% 为 HR-HPV 感染，1.6% 治疗后的病理为 CIN2 或更高级别的病变，在这些病例中，69.8% 和 20.0% 为新的感染。研究发现疫苗对治疗后的感染和病变并没有显著的作用，对于治疗后的患者，HPV 疫苗对预防 HPV16、HPV18 引起的持续感染和 CIN2 以上病变的估计有效性分别为 -34.7% (95%CI：-131 ~ 82) 和 -211% (95%CI：-2901 ~ 68)。研究尚发现在治疗前没有病毒感染者，疫苗也没有显著的防护作用。对因宫颈病变手术治疗后发生 HPV16、HPV18、HPV31、HPV33、HPV45 和其他致瘤性高危 HPV 感染的估计有效性分别为 57.9% (95%CI：-43 ~ 88)、72.9% (95%CI：29 ~ 90) 及 36.7% (95%CI：1.5 ~ 59)。

因此，提示 HPV 疫苗对于已经感染的 HPV 或宫颈病变没有任何作用，同时也没有对治疗后的感染或病变有任何防护作用。但对于其他类型的病毒感染以及引起的相应病变的保护作用尚需要进一步研究。

65. 注射 HPV 疫苗对妊娠的影响

HPV 疫苗被美国 FDA 定为妊娠期 B 类药，虽然目前研究显示 HPV 疫苗并没有增加胎儿畸形发生的风险，但不建议妊娠期间注射。如果在接种的 6 个月之内发现意外妊娠，可以继续妊娠，不需要因为注射了疫苗而终止妊娠，但是建议不再继续接种剩下的几针，直到生产完成以后，再去完成剩下疫苗的注射。

孕妇接种四价 HPV 疫苗是否安全尚不肯定，该疫苗不建议用于孕妇，但孕期难免会有意外接种的，对于 HPV 疫苗接种 30 天内妊娠的妇女，疫苗对妊娠的影响最难以确定。以往研究证明，该阶段接种疫苗胎儿畸形的发生风险显著增加，最近（美国、加拿大、法国）的资料分析：未发现孕期接种 HPV 疫苗影响妊娠结局，但样本有限，有待于进一步研究。最近的一项大样本的回顾性的循证医学研究报道提示，HPV 疫苗在全球的接种量已经超过了上百万，因此，不乏一些生育年龄妇女在妊娠期间意外接种 HPV 疫苗。分析了过去 10 年所有英文文献报道的与 HPV 疫苗和妊娠相关的文章，大多数报道重点关注的是在注射 HPV 疫苗后所致胎儿方面的不良反应，特别是接种 HPV 疫苗是否会增加胎儿的流产率。研究显示，妊娠期间注射 HPV 疫苗并没有增加自然流产率，也没有增加其他与 HPV 疫苗有关的妊娠期间的不良反应。一项由诺和诺德研究基金和丹麦医学委员会资助的针对这一问题进行的大样本的队列研究评价了 2006 年 1 月至 2013 年 11 月在丹麦所有国家登记注册的该疫苗接种者情况、妊娠情况以及对妊娠的不良影响及相关的混杂因素进行分析研究。将妇女正好在妊娠的特殊窗口期暴露 HPV 疫苗为暴露组，与非窗口期暴露 HPV 疫苗（非暴露组）按 1 ：4 的比例配比，观察该疫苗对妊娠的影响包括自然流产、死产、大的出生缺陷、小样儿、出生低体重儿以及早产的情况。经过配比分析研究结果表明，妊娠期暴露给四价 HPV 疫苗与没有暴露者相比，并没有增加大的出生缺陷、自然流产、早产、出生低体重儿、小样儿以及死产的发生风险。1665 例暴露组妇女中有 65 例发生大的出生缺陷，6660 例非暴露组中 220 例发生大的出生缺陷，比值比为 1.19，95%CI：0.90 ～ 1.58；自然流产两组发生的情况：463 例暴露组中 23 例流产，1852 例非暴露组中 131 例流产，风险比为 0.71，95%CI：0.45 ～ 1.14；早产情况：1774 例暴露组 116 例发生早产，7096 例非暴露组中 407 例发生早产，比值比为 1.15，95%CI：0.93 ～ 1.42；出生低体重儿：1768 例暴露组中 76 例发生低体重儿，7072 例非暴露组中发生 277 例，比值比为 1.10，95%CI：0.85 ～ 1.43；小于孕龄的小样儿发生情况为：1768 例暴露组中 171 例出生为小于孕龄的小样儿，7072 例非暴露组中 783 例为小于孕龄的小样儿，比值比为 0.86，95%CI：0.72 ～ 1.02；死产的发生情况：501 例暴露组中 2 例发生死产，2004 例非暴露组中 4 例发生死产，风险比为 2.43，95%CI：0.45 ～ 13.21。

那么，注射疫苗后多久可以妊娠？目前尚无硬性规定。HPV 疫苗既不是灭活的死疫苗也不是减毒活疫苗，它不携带病毒遗传物质的 DNA，是病毒样颗粒。通过基因工程改变的 HPV 疫苗是蛋白外壳，不具备传染 DNA，没有任何感染性。因此，完成接种后的任何时间均可以妊娠，不需要刻意避孕多长时间。

66. 年龄超过 25 岁的女性接种预防性 HPV 疫苗是安全有效的且具有免疫性

用来预防宫颈癌的 HPV 疫苗尚未正式进入中国时，已经有很多妇女，无论年龄大小，大家都在关注并希望接种 HPV 疫苗以提高自身的免疫力，降低 HPV 感染的机会。但是国际上用于 HPV 疫苗接种的人群适应年龄为 9 ～ 26 岁的男女。已经有非常好的研究结论表明，15 ～ 25 岁年轻女性接种二价 HPV 疫苗能有效地预防高危病毒 HPV16、HPV18 的感染。由于在刚开始性生活的第一年内感染其他新型高危型 HPV 概率最高，因此，大多数预防接种指南或建议都是针对未开始性生活的年轻女性。那么，对于年龄超过 25 岁、性生活活跃且更有机会感染高危 HPV 及发生宫颈癌前病变，甚至宫颈癌的女性接种 HPV 疫苗效果如何呢？研究显示，二价 HPV 疫苗、四价 HPV 疫苗对于年龄 24 ～ 45 岁，甚至超过 55 岁的女性都是安全有效的，并具有免疫性，很多国家已将四价 HPV 疫苗接种年龄放宽到 25 岁以上。但是随着年龄的增长，HPV 接种的费效关系下降，因而建议常规接种的最佳年龄不要超过 20 岁。国外经验告诉我们，不同接种年龄群体接种 HPV 疫苗会带来不同的费效关系。

67. 2016 年最新美国癌症协会关于 HPV 疫苗应用指南演变与升级

2016 年美国癌症协会（ACS）根据免疫实践咨询委员会人乳头瘤病毒接种推荐的方法学及内容回顾，审查并升级了该协会有关人乳头瘤病毒接种的指南。ACS 指南开发组认为 "2007 年以来的证据支持 ACS 对 ACIP 推荐的认可，并对晚接种进行了立场声明"。ACS 推荐对所有 11 ～ 12 岁的儿童进行 HPV 疫苗接种以预防可能导致数种癌症和癌前病变的 HPV 感染。在推荐年龄没有完成接种的人群应该尽快接种，但需要告知接种效果可能会差一些。表 13 是 ACIP 从 2006—2015 年对有关 HPV 疫苗接种的推荐及衍变，表 14 是 ACS 指南对 HPV 疫苗接种推荐的总结。

表 13　2006—2015 年 ACIP 对有关 HPV 疫苗接种的推荐

发表时间	ACIP 推荐	上市的 HPV 疫苗
2006 年 (Markowitz 2007)	女性：在 11 岁或 12 岁常规接种 3 剂，可提前至 9 岁开始、晚至 26 岁（如果既往没有接种过）	四价疫苗用于 9 ～ 26 岁的女性
2009 年 (CDC 2010)	女性：在 11 岁或 12 岁常规接种 3 剂，可提前至 9 岁开始，晚至 26 岁（如果既往没有接种过）（指导）男性：9 ～ 26 岁可以接种，但并不常规推荐（在性生活暴露于 HPV 前接种最为有效）	四价疫苗用于 9 ～ 26 岁的女性和男性二价疫苗用于 9 ～ 25 岁的女性

续表

发表时间	ACIP 推荐	上市的 HPV 疫苗
2011 年 (ACIP 2011)	女性：在 11 岁或 12 岁常规接种 3 剂，可提前至 9 岁开始，晚至 26 岁（如果既往没有接种过） 男性：在 11 岁或 12 岁常规接种 3 剂，如果既往没有接种过可晚至 21 岁；22 ～ 26 岁的男性可以接种（对于和男性性生活的男性，以及 HPV 感染在内的免疫缺陷患者，推荐接种，可晚至 26 岁）	四价疫苗用于 9 ～ 26 岁的女性和男性 二价疫苗用于 9 ～ 25 岁的女性
2014 年 (Markowitz 2014)	男性和女性：在 11 岁或 12 岁常规接种 3 剂（系列接种可提前至 9 岁开始） 对 13 ～ 26 岁的女性以及 13 ～ 21 岁的男性如果既往没有接种过或没有完成 3 剂推荐接种 22 ～ 26 岁的男性可以接种（对于和男性性生活的男性，以及 HPV 感染在内的免疫缺陷患者，推荐接种，可晚至 26 岁）	四价疫苗用于 9 ～ 26 岁的女性和男性 二价疫苗用于 9 ～ 25 岁的女性
2015 年 (Petrosky 2015)	男性和女性：在 11 岁或 12 岁常规接种 3 剂（系列接种可提前至 9 岁开始） 对 13 ～ 26 岁的女性以及 13 ～ 21 岁的男性如果既往没有接种过或没有完成 3 剂接种推荐接种 22 ～ 26 岁的男性可以接种（对于和男性性生活的男性，以及 HPV 感染在内的免疫缺陷患者，推荐接种，可晚至 26 岁）	四价疫苗用于 9 ～ 26 岁的女性和男性 二价疫苗仅用于 9 ～ 25 岁的女性 九价疫苗用于 9 ～ 26 岁的女性和男性

注：CDC：美国疾病控制中心。

表 14   2016 年 ACS 指南对 HPV 疫苗接种推荐的总结

常规推荐	特殊人群
常规 HPV 接种应该从 11 岁或 12 岁开始。接种系列可提前至 9 岁开始	对于和男性性生活的男性，以及 HPV 感染在内的免疫缺陷患者，如果既往没有接种过也推荐接种，可晚至 26 岁
二价、四价或九价疫苗推荐用于女性接种。四价和九价疫苗推荐用于男性接种	
没有在常规年龄接种的推荐	
对于 13～26 岁的女性以及 13～21 岁的男性，如果既往没有接种过或没有完成 3 剂接种，也推荐接种	
22～26 岁的男性可以接种（ACIP 建议个体化决策）	
ACS 立场声明：对于 22～26 岁还没有接种或没有完成接种的个体，应该告知其晚接种的效果对于降低癌症风险的效果会差一些	

68. 治疗性 HPV 疫苗的研究现状

HPV 具有组织嗜性，在特定的黏膜上皮优先复制。HPV 感染所致的损伤仅限于上皮内、基底膜之上，循环系统或淋巴免疫系统中没有 HPV 抗原，它也不会激发强有力的炎症反应，这使得人免疫系统难以启动潜在的特异性免疫应答来根除 HPV 感染。预防性 HPV 疫苗的目标是提供 HPV L1 衣壳蛋白抗原来刺激机体产生中和抗体以阻止 HPV 感染上皮细胞，因此，预防性 HPV 疫苗产生的抗体可以有效地防止 HPV 感染，但无法杀死 HPV 已感染的细胞或 HPV 造成的相关损伤，所以没有治疗作用。未来靶向 HPV 治疗性疫苗有可能通过免疫治疗特异性消除

HPV 感染的细胞和 HPV 引起的相关肿瘤。很多研究将 HPV 的 E6、E7 作为治疗性疫苗的理想靶点，但研究仍在继续中，包括基于活载体、多肽、蛋白质、树突状细胞、DNA 以及靶向 E6 或 E7 抗原的联合疫苗。

最近，在荷兰的一项全国多中心的针对由 HPV 感染，特别是 HPV16 引起的普通型外阴癌前病变（uVIN）的研究，其采用不同形式的 HPV 免疫治疗，但临床效果一般。最新的一项研究，通过皮下给药途径，被称为 DNA 纹身的治疗方法，其临床效果优于动物实验，目前已将其作为 HPV16 E7 DNA 疫苗（TTFC-E7SH）用于治疗人类 HPV16（+）的 uVIN，该疫苗主要通过激活特异性的 T 细胞免疫等达到治疗作用，我们更期待它的最终治疗效果。

参考文献

1. Sangar VC, Ghongane B, Mathur G. Development of Human Papillomavirus (HPV) Vaccines: A Review of Literature and Clinical Update. Rev Recent Clin Trials, 2016, 11 (4): 284-289.

2. Hildesheim A, Gonzalez P, Kreimer AR, et al. Impact of human papillomavirus (HPV) 16 and 18 vaccination on prevalent infections and rates of cervical lesions after excisional treatment. Am J Obstet Gynecol, 2016, 215 (2): 212.e1-212.

3. Bonde U, Joergensen JS, Lamont RF, et al. Is HPV vaccination in pregnancy safe ? Hum Vaccin Immunother, 2016, 12 (8): 1960-1964.

4. Markowitz LE, Dunne EF, Saraiya M, et al. Quadrivalent Human Papillomavirus Vaccine: Recommendations of the Advisory Committee on Immunization Practices (ACIP) . MMWR Recomm Rep, 2007, 56 (RR-2): 1-24.

5. Einstein MH, Baron M, Levin MJ, et al. Comparison of the immunogenicity of the human papillomavirus (HPV) -16/18 vaccine and the HPV-6/11/16/18 vaccine for oncogenic non-vaccine types HPV-31 and HPV-45 in healthy women aged 18-45 years. Hum Vaccin, 2011, 7 (12): 1359-1373.

6. Einstein MH, Baron M, Levin MJ, et al. Comparison of the immunogenicity and safety of Cervarix and Gardasil human papillomavirus (HPV) cervical cancer vaccines in healthy women aged 18-45 years. Hum Vaccin, 2009, 5 (10): 705-719.

7. Moreira ED Jr, Block SL, Ferris D, et al. Safety Profile of the 9-Valent HPV Vaccine: A Combined Analysis of 7 Phase III Clinical Trials. Pediatrics, 2016, 138 (2) . Pii: e20154387.

8. Garland SM，Cheung TH，McNeill S，et al. Safety and immunogenicity of a 9-valent HPV vaccine in females 12-26 years of age who previously received the quadrivalent HPV vaccine.Vaccine，2015，33（48）：6855-6864.

9. Scheller NM，Pasternak B，Mølgaard-Nielsen D，et al. Quadrivalent HPV Vaccination and the Risk of Adverse Pregnancy Outcomes. N Engl J Med，2017，376（13）：1223-1233.

10. Centers for Disease Control and Prevention （CDC）. Recommendations on the use of quadrivalent human papillomavirus vaccine in males--Advisory Committee on Immunization Practices（ACIP），2011. MMWR Morb Mortal Wkly Rep，2011，60（50）：1705-1708.

11. Markowitz LE，Dunne EF，Saraiya M，et al. Human papillomavirus vaccination: recommendations of the Advisory Committee on Immunization Practices （ACIP）. MMWR Recomm Rep，2014，63（RR-05）：1-30.

12. Petrosky E，Bocchini JA Jr，Hariri S，et al.Use of 9-valent human papillomavirus （HPV）vaccine: updated HPV vaccination recommendations of the advisory committee on immunization practices. MMWR Morb Mortal Wkly Rep，2015，64（11）：300-304.

13. Saslow D，Andrews KS，Manassaram-Baptiste D，et al. Human papillomavirus vaccination guideline update：American Cancer Society guideline endorsement. CA Cancer J Clin，2016，66（5）：375-385.

14. Castellsagué X，Schneider A，Kaufmann AM，et al. HPV vaccination against cervical cancer in women above 25 years of age：key considerations and current

perspectives. Gynecol Oncol，2009，115（3 Suppl）：S15-23.

15. Kim JJ，Goldie SJ. Health and economic implications of HPV vaccination in the United States. N Engl J Med，2008，359（8）：821-832.

16. Samuels S，Marijne Heeren A，Zijlmans HJMAA，et al. HPV16 E7 DNA tattooing: safety，immunogenicity，and clinical response in patients with HPV-positive vulvar intraepithelial neoplasia. Cancer Immunol Immunother，2017，doi：10.

附件　最新国外治疗宫颈病变指南

2016 美国妇产科学会（ACOG）宫颈癌筛查及预防指南

1. 宫颈病变的自然病程

HPV 感染是宫颈癌发病的主要原因。HPV 感染可分为两类：致癌型和非致癌型感染。大多数 HPV 感染是暂时的，且引起疾病进展的风险很小，只有很少一部分感染具有持续性。任何年龄患者，如初次感染后仍持续感染 1～2 年，则预示有进展为宫颈上皮内瘤变 3（CIN3）或宫颈癌的风险。HPV 感染持续存在的因素尚不明确。HPV 基因型似乎是感染持续及进展最重要的决定因素。其中 HPV16 亚型致癌风险最高，占全球宫颈癌病例的 55%～60%，其次是 HPV18 亚型，占 10%～15%。另有其他 12 个亚型与其余病例相关。HPV 感染最常见于青少年和 20 多岁女性，随着妇女年龄增加 HPV 感染率呈下降趋势。大多数年轻女性，尤其是 21 岁以下女性，机体具有良好的有效免疫反应，平均能在 8 个月内清除相关的 HPV 感染，或在 8～24 个月降低

HPV 数量至无法检测的水平。随着 HPV 感染消退，大多数宫颈病变也会自行消退。30～65 岁妇女中，新获得的 HPV 感染持续存在的机会均很低，然而 30 岁以上女性发现的 HPV 感染更可能代表 HPV 的持续感染，随着年龄增加，高级别鳞状上皮内病变发生率呈上升趋势。

CIN1 是急性 HPV 感染的一种表现，病变消退至正常组织学结果的概率很高，故目前的处理建议是定期随访，而不是治疗。对 CIN2 的临床处理尚有争议。CIN2 的诊断存在高度观察者间差异，此外 CIN2 似乎代表了一个低级别病变和高级别病变共同存在的混合类别，而不是一个特定的中间病变，不易通过组织病理学来区分。为此，美国阴道镜和宫颈病理学会（ASCCP）和美国病理学家协会采用了修订后的两级组织学分类（低度鳞状上皮内病变和高度鳞状上皮内病变），取消 CIN2 作为一个单独病理类别。CIN3 具有发展为宫颈浸润癌的重大风险，一组未经治疗的 CIN3 队列研究报道，宫颈浸润癌 30 年累计发病率为 30.1%。但病变进展非常缓慢，普查得到的 CIN3 和宫颈癌的平均发病年龄差异为 10 年，表明癌前状态持续时间非常长。

2. 最新宫颈癌筛查建议

（1）宫颈癌筛查起始年龄为 21 岁。除 HIV 感染者外，不论初次性生活的年龄或有无其他行为相关的危险因素，年龄小于21 岁女性不必进行宫颈癌筛查。

（2）21～29 岁女性应进行单独宫颈细胞学检查，每 3 年 1 次。

30 岁以下女性不推荐进行细胞学和 HPV 联合检测。不推荐每年进行宫颈癌筛查。

（3）30 ～ 65 岁的妇女优先推荐细胞学和 HPV 联合检测，每 5 年 1 次；也可采用每 3 年单独细胞学筛查。不推荐每年进行筛查。

（4）液基细胞学和传统抹片用于宫颈细胞学检查均可接受。

（5）对于此前筛查结果为明确阴性、无 CIN2 或更高级别病变的妇女，65 岁后应停止任何方式的筛查，此前筛查结果为明确阴性定义是指在近 10 年内有连续 3 次细胞学阴性或连续 2 次联合检测结果均阴性，且最近 1 次筛查在过去 5 年内进行。

（6）已行全子宫切除术的妇女，如既往无 CIN2 或更高级别病变病史，应该停止常规细胞学筛查和 HPV 检测，也无须因任何原因重新开始筛查。

（7）与普通女性相比，具有下列危险因素的女性，可能需要针对具体情况制定更频繁的宫颈癌筛查：① HIV 感染女性；②免疫功能低下女性（如实体器官移植者）；③出生前有过己烯雌酚接触者；④ CIN2、CIN3 或癌症治疗后妇女。

（8）既往有 CIN2、CIN3 或原位腺癌病史的妇女，应在病变自然消退或临床治疗后持续筛查 20 年，甚至继续延长至 65 岁以后。

（9）已行全子宫切除妇女，如既往 20 年内有 CIN2 或更高级别病变，或任何时段宫颈癌病史者，应该继续进行筛选。在初始治疗后 20 年内，每 3 年单用细胞学筛查似乎是对这些女性合理的建议。

（10）对于 25 岁及以上的女性，FDA 批准的 HPV 初筛检测可作为目前以细胞学检查为主的宫颈癌筛查方案的一种替代选择。单独细胞学和联合检测仍然是目前大多数学会指南中首选推荐方案。如果选用 HPV 初筛检测，则参考 ASCCP 和美国妇科肿瘤协会（SGO）的临时指南。

（11）无论是分流 HPV 检测或联合检测，细胞学 ASCUS 和 HPV 检测阴性者发生 CIN3 风险都比较低，但略高于联合检测结果均阴性的妇女，故建议 3 年后进行联合检测。

（12）30 岁以上妇女，如联合检测细胞学结果阴性而 HPV 阳性，应该按以下两种方式之一处理：12 个月后重复联合检测。如重复细胞学结果为 ASCUS 或以上的异常，或 HPV 仍为阳性，应行阴道镜检查。如结果均正常者，3 年后再继续进行联合检测，立即行 HPV16 和 HPV18 基因型的特异性检测。如任一项检测结果阳性，妇女应直接行阴道镜检查。两种 HPV 基因型均阴性的妇女应在 12 个月后重复联合筛查，相应结果参照 2012 年 ASCCP 修正的宫颈癌筛查结果异常处理指南进行临床处治。

作者后记
Postscript

终于写完了这本书，我真的被自己所感动！决定再写几句，聊以慰藉自己，也许可以感动他人。这本书的后期整理，基本是躺在床上进行的。一个月前的一个意外摔倒竟然伤到了骨头，我只能卧床，右下肢抬高固定，这让我有机会体验到残疾人的不易，身残志坚是真的说起来容易，做起来难啊！长时间地躺着或偶尔的半坐位，让我感到腰骶部的酸痛与不适，坐卧不安，加上骨折的下肢肿胀与刺痛，真是难以名状……

面朝天花板有些感慨，思绪有些万千，我要随遇而安。平素忙碌惯了的我，一下子躺下来要尽快适应这一新的环境：卧床、轮椅、拐杖……让家人在超市购买了可以支在床上的简易竹木小桌子放在胸前，桌面有支架可以倾斜，这样躺着就可以相对比较"舒适"的看屏幕并使用键盘……

有电脑、有手机、有Wi-Fi，就是幸福。可以随意地翻阅各种文献与资料，可以领略"一带一路"，可以纵观"有关HPV感染研究的最新进展"。痛定后思考，从小的看不见的HPV，到大的要人命的宫颈癌，围绕这个主题就能分解出如此多的临床问题需要我们面对、需要我们思考和解答。可见，看病的过程就是临床思考的过程，就是临床经验的沉淀。临床医生特别是青年医生都应有更多的机会出门诊、接触患者，脱离临床的医生就不是一个好医生。对于临床中遇到的每一个问题都要学会刨根问底，纵观国内外的新进展，进行经验的总结，对自己、对别人都是很好的提高、学习和启发的过程。本书可以作为临床医生以及普通读者了解有关 HPV 相关问题的小助手，浅显易懂，尽可能全面地解答临床中遇到的各种相关问题，以期大家更好地了解现在，启发思考，展望未来。

最后，我也想借此感谢年迈的老父母、家人、朋友们，感谢在我生病期间里给我的关照和爱！也特别感谢我的导师郎景和院士亲笔为本书作序，还有母亲给我书中画的彩色插图……

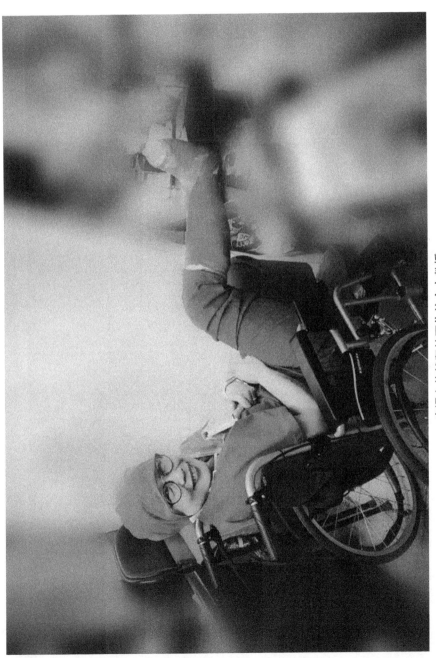

病榻上依然坚持写作的金力教授

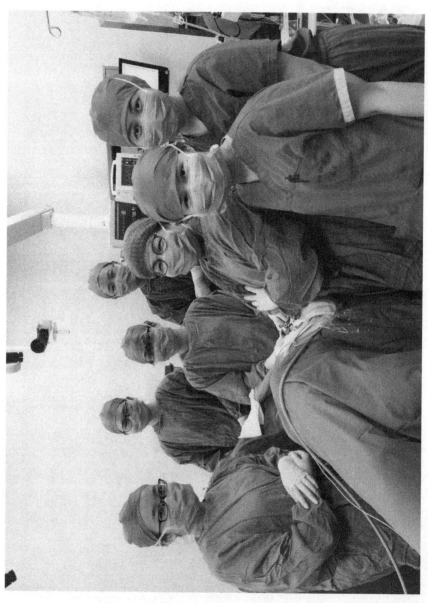

手术顺利完成的喜悦

出版者后记

Postscript

　　1 年时间，365 个日夜，300 位权威专家对每本书每个细节的精雕细琢，终于，我们怀着忐忑的心情迎来了《中国医学临床百家》丛书的出版。我们科学技术文献出版社自 1973 年成立即开始出版医学图书，40 余年来，医学图书的内容和出版形式都发生了很大变化，这些无一不与医学的发展和进步相关。

　　近几年，中国的临床医学有了很大的发展，在国际医学领域也开始崭露头角。以北京天坛医院牵头的 CHANCE 研究成果改写美国脑血管病二级预防指南为标志，中国一批临床专家的科研成果正在走向世界。但是，这些权威临床专家的科研成果多数首先发表在国外期刊上，之后才在国内期刊、会议中展现。如果出版专著，又为多人合著，专家个人的观点和成果精华被稀释。

　　为改变这种零落的展现方式，作为科技部所属的唯一一家出版机构，我们有责任为中国的临床医生提供一个系统展示临床研究成果的舞台。为此，我们策划出版了这套高端医学专著——《中国医学临床百家》丛书。"百家"既指临床各学科的权威专家，也取百家争鸣之义。

丛书中每一本书阐述一种疾病的最新研究成果及专家观点，按年度持续出版，强调医学知识的权威性和时效性，以期细致、连续、全面展示我国临床医学的发展历程。与其他医学专著相比，本丛书具有出版周期短、持续性强、主题突出、内容精练、阅读体验佳等特点。在图书出版的同时，同步通过万方数据库等互联网平台进入全国的医院，让各级临床医师和医学科研人员通过数据库检索到专家观点，并能迅速在临床实践中得以应用。

在与专家们沟通过程中，他们对丛书出版的高度认可给了我们坚定的信心。北京协和医院邱贵兴院士表示"这个项目是出版界的创新……项目持续开展下去，对促进中国临床学科的发展能起到很大作用"。北京大学第一医院霍勇教授认为"百家丛书很有意义"。复旦大学附属华山医院毛颖教授说"中国医学临床百家给了我们一个深度阐释和抒发观点的平台，我愿意将我的学术观点通过这个平台展示出来"。我们感谢这么多临床专家积极参与本丛书的写作，他们在深夜里的奋笔，感动着我们，鼓舞着我们，这是对本丛书的巨大支持，也是对我们出版工作的肯定，我们由衷地感谢！

在传统媒体与新兴媒体相融合的今天，打造好这套在互联网时代出版与传播的高端医学专著，为临床科研成果的快速转化服务，为中国临床医学的创新及临床医师诊疗水平的提升服务，我们一直在努力！

科学技术文献出版社

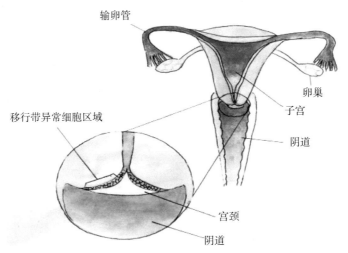

输卵管

卵巢

子宫

阴道

移行带异常细胞区域

宫颈

阴道

彩插 1 宫颈移行带局部放大示意图（见正文第 047 页）

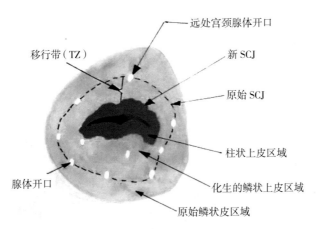

远处宫颈腺体开口

移行带（TZ）

新 SCJ

原始 SCJ

柱状上皮区域

腺体开口

化生的鳞状上皮区域

原始鳞状皮区域

彩图 2 宫颈移行带上皮区域示意图（见正文第 048 页）

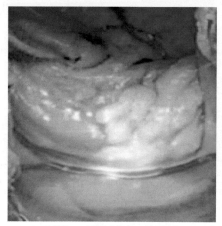

彩插 3　醋白试验阳性区域
（见正文第 065 页）

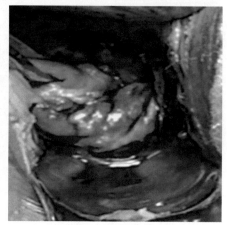

彩插 4　碘不着色区域
（见正文第 066 页）